不要なクスリ 無用な手術
医療費の8割は無駄である

富家 孝

講談社現代新書
2395

はじめに

歳を取っても健康で少しでも長生きし、できるなら医者の世話になることなく穏やかにこの世から去っていきたい。そう誰もが願っていると思います。しかし、そんなことができる人は、10人のうちの1人がいいところではないでしょうか。

大多数の人は、歳を取るとともになんらかの病気を発症して、医者の世話になります。そうして、おそらく死ぬまで高額な医療費を払い続けています。

しかし、その約8割は無駄なのです。あなたが払う医療費は、検診代だったり、クスリ代だったり、あるいは手術代だったりしますが、検診もクスリも手術もじつは不必要なことが多いのです。

医者の私から見ると、たとえば高血圧で降圧剤を常用している人のほとんどが無駄な医療費を払っています。なぜなら、歳を取って血圧が高くなるのは当たり前で、よほど危険な数値でないかぎり、降圧剤など飲む必要はないからです。同じようなことが、糖尿病にも言えます。

日本薬剤師会が発表している「残薬調査」（２００７年）では、在宅の75歳以上の後期高齢者は、年間で４７５億円分ものクスリを無駄にしているとみられることが明らかになっています。その後、調査は行われていませんが、残薬が年々増えているのは間違いないでしょう。

また、がんになればほぼ9割の人が手術を選択して、がんの切除手術を受け、高額な医療費を払っています。しかし、はたしてそれで本当にがんが治ったと言えるでしょうか？　術後に抗がん剤治療を受けるケースが多いのですが、そのために、どれだけ死期を早めているでしょうか？

がんの場合、どんながんかにもよりますが、後期高齢者の場合は、私は手術も抗がん剤治療も勧めません。


さらに、終末期医療にいたっては、その医療費のほとんどは無駄です。本文中で詳しく述べますが、財務省の資料で「終末期医療費」（死亡者の死の直前1ヵ月にかかった医療費）を見ると、なんと１人あたりの平均額（実費）は約１１２万円になっています。身も蓋もない言い方になるかもしれませんが、いまの日本人は最期の１ヵ月で１１２万円をかけて死んでいくのです。こうなると、医療費というのは8割どころか、終末期にいたってはほぼすべてが無駄と言っていいでしょう。

アメリカでは２０１１年から、「Choosing Wisely」（チュージング・ワイズリー：賢く選ぶ）という運動が起こり、無駄な医療費の撲滅運動が始まっています。この運動には米国医学会も積極的に参加し、「無意味な医療」をネット上でリストアップしています。たとえば、「風邪に抗生物質は使わない」「ＰＥＴがん検診は控えよ」「大腸がんの内視鏡検査は10年に１回でいい」「胃瘻《いろう》は認知症では意味なし」「〝いきなり手術〟はしてはいけない」などです。

この無意味な医療リストは膨大ですが、このリストから現在日本で行われている医療を見ると、ざっと見ただけで半分が該当します。また、医療費という面から見ると、約8割は無駄ではないかと思えます。

私たちは、無意味な医療に莫大な医療費をつぎ込んでいるのです。

すでに多くの方がご存知だと思いますが、政府は２０１５年に40兆円を超えた医療費を抑えるために、近年老人医療のシステムを大きく変えてきています。これまで病院側のドル箱と言われた「介護型療養病床」を大幅に減らしたうえに、廃止する方針に転換しています。簡単に言うと、「入院を減らし在宅を重視する」ということです。さらに言うと、「これからは病院では看取りません。自宅か看取りができる施設で看取ってください」ということになったのです。

つまりこれからは、死にいたるような病気で入院しても治療後はすぐに病院を追い出されます。そして、看取ってくれる施設に入所できないとなると、自宅で死を迎えなければなりません。

ここ数十年間は、日本人の多くが病院で死んでいました。これも本文中で詳しく述べますが、現在でも、約8割の人が病院のベッドの上（厚生労働省の調査）で亡くなられています。日本人の「死に場所」というのは、近年はほぼ病院でした。ところが、これからはそうはいきません。

とすれば、今後、私たちの老後にかかる費用は、かなりの額になるのは確実です。看取りをしてくれるターミナルケア完備の有料老人ホームは高額のところが多いし、また在宅ケアは費用の面でも家族による看護の面でも負担があまりにも大きいからです。

さらに、私たちが憂慮すべきことがあります。メディアはほとんど報道していませんが、政府は年間1兆円近くに迫った社会保障費の自然増加分を年間5000億円以内に抑制することを決め、2015年12月に「経済・財政再生アクション・プログラム」の工程表というものを作成しました。

この工程表には、医療費の抑制のために、患者の負担増となる項目がずらりと並んでいるのです。

そのうちの一つ、紹介状を持たずに大病院を受診する際の窓口負担増はすでに2016年4月から実施されました。これによって、いきなり大学病院などを受診すると、初診で5000円以上、再診で2500円以上の自己負担が追加されることになりました。診察だけのケースで考えると、自己負担は一気に倍になってしまいました。また、入院時の食事代の患者負担額も「1食あたり260円から460円へ」（2018年度から実施）と、じつに70％以上も値上げされました。

以下、工程表のなかで、「2016年度中に法案提出および実施を目指す」と明記されたものを示してみましょう。

・「かかりつけ医」以外の受診で窓口負担増（定額負担導入）
・保険給付は後発医薬品までとし、先発医薬品との差額は自己負担
・入院時の居住費（水光熱費）の負担増
・市販品類似薬の負担増や保険外し
・70歳以上の患者負担限度額の引き上げ
・介護利用料を1割から2割負担へと、負担限度額の引き上げ
・「軽度者」への福祉用具貸与などの保険外し

どうでしょうか？

私たちはこれから、病院に行けば行くほど、これまで以上におカネがかかることになるわけです。たとえば、《「かかりつけ医」以外の医者に診てもらう際は窓口負担増》ということは、勝手にほかの病院に行って、再度同じ検査を受けると保険対象外となり、全額負担ということです。現在、セカンドオピニオンが奨励されていますが、それを勝手にやるとやはり全額負担となってしまいます。

《市販品類似薬は負担を増やし、保険の対象から外す》というのも、大幅な負担増です。市販品類似薬というのは、病院でも処方されるが薬局でも一般に売られているクスリのこ

とで、たとえば痛み止めのロキソニンを病院で処方してもらえば3割負担ですが、これからは病院では処方してもらえなくなる可能性があります。そうすると、一般薬局で買わなければならなくなります。これは、患者の10割負担になるということです。

このように、これから医療費はどんどん上がっていくのです。いくら日本は国民皆保険で、どんなに費用がかかっても3割負担（公的保険加入者で70歳未満）ですむとはいえ、制度そのものが大きく変わっていくので、私たちはそれに甘んじていられなくなります。

これまで医療費というのは、患者さんにとっては、病院の窓口で言われたとおりの金額を疑問を持たずに払うものでした。その金額が高いのか安いのか、いったいどうやって決まっているのかなど、患者さんは考えたこともないと思います。

そもそも、医療費を安くするという発想そのものがなかったのではないでしょうか。

しかし、これからはそうはいきません。

そこで、本書では、誰もが望む「健康で長生き」を目指すために、医療費をどう抑えればいいのか？　を、とことん考えていくことにします。

あなたが受けている治療は、はたして医療費に見あったものなのか？　飲まれているクスリは値段に見あったものなのか？　そもそも本当に効くのか？　がんになったとき治療費はどれくらいかかるのか？　手術をすべきかどうか？　介護費用はどれくらいみればいいのか？　「終《つい》の棲家《すみか》」を老人ホームとするなら、その費用と介護はどうなっているのか？　いちばんおカネがかかる終末期の治療をどうすべきか？　など、医療を経済の面から徹底的に考えます。

日本の医療・福祉制度の原則は「申告制」です。したがって、国や医療機関は積極的にはなにも教えてくれません。自分から申し出て、減らそうとしないかぎり、言われるままの金額を支払わなければなりません。つまり、医療費を安くするためには、それなりの制度に対する知識が必要となるのです。

私が医者になってから、すでに40年以上がすぎました。医学部を卒業して短い医局生活を終えた後は開業医となりましたが、経営の才覚がなかったために、病院を倒産させてしまいました。そのため、その後は医療コンサルタント、医療ジャーナリストとして活動し、あらゆる面から医療の現場をつぶさに見てきました。また、近年は医師紹介業も行ってきましたので、介護の現場にもよく足を運んでいます。

この間、私がしてきたことは、常に患者さんの側に立って医療を考えることでした。端的に言うと、「医者に嫌われる医者」であり続けようとしてきたのです。ですから、メディアでは医療を批判する側に立って仕事をしてきました。そんな私も、すでに60代後半、自分の死を意識するようになっています。

自分が選んだ「終の棲家」で、そのときまで元気で暮らし、そのときが来たら家族に見守られて死んでいくのが理想だと思うのですが、現代のような社会ではたしてそれができるかと考えると、はなはだ疑問です。しかも、これには確実に金銭的な問題がついて回ります。

実際のところ、いくら健康に注意しても、老化は止められません。私たちは必ず死にます。しかも、どんな死に方になるかは、元気なうちはわかりません。いまがいくら健康であろうと、それが将来にわたってそうであることはほぼありえません。ただ言えることは、どんな死に方になろうと、それまでの間、それなりにおカネがかかるということです。つまり、私たちは自分が負担できる範囲で医療と介護を受け、そのなかで死んでいかねばならないわけです。

それがどんなものになるのか？　どんな選択ができるのか？　本書を読んでその現実を知っていただき、ご自身の望む「健康で長生き」をかなえていただければ、医者として著者としてこれ以上のことはありません。

目次

第1章　65歳以上は年に70万円という医療費のカラクリ

老後の医療費に対する漠然とした不安

私の友人の一人が、よくこんなことを言います。

「この世の中で、一生行かないですませられたらいいところが2ヵ所ある」

この2ヵ所というのは、「税務署」と「病院」です。まさに、言いえて妙ではないでしょうか？

税務署は日本国民である以上必ず納税しなければならないので、給料から税金を天引きされる会社員などを除いて、行かないではすませられません（最近ではネットで納税の手続きができるe-Taxがありますが……）。病院も、病気をまったくしない人はいませんから、やはり行かないではすませられません。しかし、このどちらも行かないですませられたら、こんなにいいことはないでしょう。

それでは、税務署と病院を比べたらどうでしょうか？

税務署はとくになにか申告することがなければ、年に1回行けばすみます。しかし、病院はそうはいきません。しかも、歳を取るにつれて行く回数が増えます。現在、65歳以上で病院通いをしている人は、10人に1人はいるとされています。

ところがです。これほど多くの人が病院に通っているにもかかわらず、病院で支払う医療費については、誰もが請求されるままに支払っているのではないでしょうか？　また、受けた治療に関して、それがなぜそんな額になるのか知っている人はほとんどいません。税金に関しては、少しでも少なくしたいと知恵を巡らしている人でも、医療費に関してはそのまま支払っているのではないでしょうか？

そのため、多くの人が「老後の医療費」に関して漠然とした不安を抱えています。医療費のなかに、やがてお世話になるかもしれない老人ホームの費用や介護の費用を加えれば、その額はかなりのものになるはずだからです。もし、老後の暮らしを年金だけに頼っているとしたら、とても満足がいく老後は望めないだろうと誰もが思っています。

そのせいか、私もこの種の相談や取材をよく受けます。しかし、これには適切な「解」はありません。老後の生活費はある程度試算できても、医療費に関しては人それぞれだからです。いくら健康に気を配ってみても、がんになる人はなり、認知症になる人はなります。最近は「下流老人」という言葉が流行語になったように、「リタイア後に貯蓄と年金では支出をまかなえず、生活が立ち行かなくなる」という〝老後破産〟が増えていると言います。この老後破産の原因の一つが医療費負担の増大です。

そこで、まずは、老後の医療費をどれほど見込めばいいのか？　その平均的な額を見てみましょう。

65歳以上の医療費の年間平均は約70万円

厚生労働省の統計「医療保険に関する基礎資料」（平成25年度統計）をもとにした推計によると、男性の生涯医療費は約2400万円となっています。ただ、このうち65歳以降にかかる医療費は、なんと約1400万円です。とすると、生涯にかかる医療費のうちの約6割が、65歳以降にかかるわけです。もちろん、ここには健康保険などの公的保険の補助額は入っていません。つまり、65歳を超えた時点で、平均寿命まで生きるとしたら、実費では約1400万円の蓄えがいるということです。ただし、日本は「国民皆保険制度」の国なので、現状ではここまでのおカネはいりません。

公的な健康保険では、70歳未満の人の医療費は3割が自己負担です。また、70歳以上の人は、一般的な収入の人なら1割が自己負担（2014年4月2日以降に70歳になった人からは2割負担）。そして、後期高齢者とされる75歳以上の人なら1割が自己負担です。

このようなことを加味してみれば、65歳以降にかかる医療費が約1400万円としても、実際に支払わなければならない額は多くても300万円ほどと見ていいでしょう。

これを裏付けるのが、65歳以上の国民1人あたりの医療費の平均が年間約70万円となっている点です。これを3割負担とすれば、約21万円となります。もし、あなたががんや心臓病などの大病をせずに老後を送っていけるとすれば、この平均的な医療費負担をもとに、老後の医療費支出を考えていけばいいことになります。

もちろん、問題はあります。入院治療などが必要な大病をしたり、糖尿病などの慢性疾患になったりしたときです。

これは統計からは、確率の問題になります。厚労省の「患者調査」(平成26年)によると、年齢とともに受療率(なんらかの医療を受けている率)は上がっていき、60〜64歳では、人口10万人に対して7000人以上が入院または外来診察を受けています。

人口10万人に対して7000人というのは、かなりの数字です。14人に1人は、病院のお世話になり、医療費を払っているわけです。これが65歳以上となると、10人に1人となります。70歳、75歳になればもっと増えます。これは、いくら自己負担額が1割〜3割を上限とするとはいえ、個々人にとってはかなりの負担です。

今後「自己負担額」が引き上げられる!?

さらに、ここで問題になるのが、公的保険制度による自己負担額の上限が現状のままである保証がないことです。日本の公的保険制度は戦前からスタートしていますが、「国民皆保険」となったのは1961年です。

公的保険には大きく分けて、会社員が加入する「健康保険」、公務員が加入する「共済組合」、自営者が加入する「国民健康保険」があり、これに75歳以上の方が加入する後期高齢者医療制度があります。

では、これまで自己負担額はどのように変遷してきたのでしょうか？

会社員の場合で見ると、1927年の制度創設から1943年までは窓口負担ゼロでした。その後、初診や入院のときの定額負担が導入され、1984年からは定率1割の自己負担となりました。そして、1997年に2割負担となり、2003年に3割負担と引き上げられて、現在にいたっています。家族の場合は、当初、自己負担は5割でしたが、1973年に3割に引き下げられ、1981年には入院のみ2割になり、2003年には再び入院も3割になって、保険加入者と同じになりました。公務員の場合も、ほぼ同じで3割負担です。

では、会社員以外の自営業者が加入する「国民健康保険」はどうでしょうか？

これも戦前にスタートした制度ですが、当時は任意加入で、自己負担割合もまちまちでした。それが、戦後、保障の充実が図られ、国民皆保険が実現した1961年は世帯主の結核、精神障害に関しては3割で、そのほかの病気は5割負担となり、1963年にすべての病気が3割負担で受診できるようになって、現在にいたっています。家族の場合も1

961年にすべての病気が5割負担で始まりましたが、1968年に3割になっていままで続いています。これらに加えて1973年には、会社員、自営業者いずれも、医療費が高額になった場合に自己負担額に上限を設けた「高額療養費制度」（後述）がつくられ、現在にいたっています。

つまり、そのときどきの時代状況、国の経済状況に応じて制度（自己負担額）は変わってきているのです。ですから、今後の状況いかんでは、自己負担額の上限が引き上げられる可能性があります。現在の日本の経済状況、超高齢社会の進展を見れば、そうならないとは断言できないのです。

もちろん、「これ以上の国民負担を強いられない」という見方のほうが強いのも事実です。それは、2006年の参議院厚生労働委員会で可決された「改正健康保険法」の条文に次のような附帯決議が付けられているからです。

《将来にわたり国民皆保険制度を堅持し、平成十四年の健康保険法等の一部を改正する法律附則第二条第一項に明記された、「医療保険各法に規定する被保険者及び被扶養者の医療に係る給付の割合については、将来にわたり百分の七十を維持するものとする。」ことを始めとして、安易に公的医療保険の範囲の縮小を行わず、現行の公的医療保険の範囲の

堅持に努めること》

これを平たく言うと「これから先は安易に患者の自己負担額を3割以上に引き上げない」ということです。

しかし、これまでの歴史を振り返れば、この附帯決議が守られるとは言えません。

もし3割が4割に引き上げられたら、たとえば1万円の医療を受けたとき、これまでは3000円でよかったものが4000円になるということです。実際、70～74歳の医療費は、すでに2014年に1割負担から2割負担に引き上げられています。これは自己負担額が倍になったということです。

つまり、医療費を見込んで老後設計をするなら、前記した「年間平均は約70万円（自己負担額約21万円）」という平均的な数値を頭に入れ、さらに自己負担額が今後どの年齢層でも引き上げられることも考慮に入れておくべきでしょう。

医療の値段の決まり方

そこで、この最初の章では、歳を取ればかさむ一方になる医療費について、最低限「知っておくべきこと」をまとめて述べていくことにします。

本書の「はじめに」でも触れましたが、これからは患者側の負担がどんどん増えていき、医療費を少しでも抑制しなければ生活が成り立たなくなる恐れがあります。

医療費というのは、ともかく知らなければ合理的な節約ができないようになっています。日本の医療制度が「申告制」を基本としている以上、患者側から申し出ないかぎり、私たちは言われるままの金額を払わなければならないのです。

そこでまず知ってもらいたいのは、患者が病院に支払っている医療費は、国が定める「診療報酬制度」というもので決められているということです。診療報酬とは、医者が患者の診察・診療をしたときに、診療行為に対して支払われる報酬のことで、患者から見れば支払いですが、私たち医者から見れば収入の源です。

この診療報酬というのは点数制となっていて、1点＝10円です。したがって、病院が利益を上げようとすれば、この診療報酬の点数をできるだけ増やすことになります。

患者の負担が病院の利益になる。このことをまず、頭に叩き込んでください。

では診療報酬が点数制というのはどういう仕組みなのでしょうか？　たとえば、なんらかの病気で初めて病院に行けば初診料を取られますが、この初診料の診療報酬は282点＝2820円と決められています。ただ、病床数が200床以上の中規模・大規模病院の場合は、「保険外併用療養費」という公的保険対象外の料金が発生します。これはほかの医療機関からの紹介状がない場合にかかり、初診料以外にその病院で定めた金額を取られます。これは任意ですが、500床以上となると、後述しますが、確実に5000円以上取られます。

もちろん、患者は初診料の2820円をそのまま払うわけではありません。すでに述べたように、日本には国民皆保険制度があり、すべての国民がなんらかの公的保険に加入しているので、患者の負担額は1割〜3割です。つまり、一般的な3割負担（70歳未満）なら846円です。

しかし、いくら診療報酬の点数が決められているとはいえ、この点数はそのときの国の政策によってコロコロ変わります。

診療報酬は、厚生労働大臣の諮問機関である中央社会保険医療協議会（中医協）が、2年に1回のペースで改定を行っています。これによって、医者も患者も振り回されることになるのです。今後もこれは変わらず、改定のたびに患者の負担額が増加するのは間違いありません。

では、診療報酬の点数を知るにはどうしたらいいのでしょうか？

現在、ネットで検索すれば、あらゆる診療行為に対する点数は調べられます。しかし、各々の診療行為がどういうものなのかは、一般の方にはよくわからないと思います。ただ、病院に行って診察を受ければ、必ず領収書とともに「診療明細書」がもらえます。ここには、診察項目ごとの点数や回数などが記載されているので、あなたが受けた個々の診療行為がいくらなのかは確認できます。なお、診療報酬制度は、医科、歯科、調剤報酬（主にクスリの点数）の三つに分けられています。いずれにせよ、医者も歯医者も薬局も、その収入はみなここから得ているのです。

２０１６年、大病院の初診料が大幅アップ

診療報酬は2年に一度改定されると言いましたが、最新の２０１６年の診療報酬の改定では、患者側にとって大きな負担になることが決められました。

２０１６年4月から、近所にあるからというだけで大病院や大学病院に行くと、待たされたうえに「初診時保険外併用療養費」という名目で、初診で５０００円以上（歯科は３０００円以上）を取られることになったのです。

この「初診時保険外併用療養費」は、一般病床が５００床以上の病院と特定機能病院（大学病院のほか国立がん研究センターなどの高度専門病院のことで全国に84ヵ所ある）が対象で、５０００円以上なら、それぞれの医療機関が任意で決められることになりました。この料金は、保険適用外の特別料金なので、患者が全額払うことになります。

もし、あなたが行った大病院が1万円と決めていたら、それを窓口で支払わなければなりません。さらに、再診でも2500円以上を取られます。ただし、紹介状があれば別です。近所のかかりつけの医者に紹介状を書いてもらえば、この料金は取られません。

なぜ、国（＝厚労省）はこんな改定を行ったのでしょうか？　それは、「はじめに」でも述べたように、厚労省が病院に行く人間をできるだけ減らそうとしているからです。医療費抑制策の一環です。それにともない、老人医療を「病院から在宅へ」と転換し、医療を地域完結型にしようとしているのです。

つまり、体調に異変を感じたら、まず近所の「かかりつけ医」に行く。このかかりつけ医が幅広く症状を診察して、高度な治療が必要だと判断した場合だけ、大病院に紹介状を書く。このシステムに、医療体制を再構築しようとしているのです。

日本の医療システムは、これまでは誰もが全国どこの病院でも保険証一つで医療を受けられるという「フリーアクセス」型でした。しかし、これを変更してしまいました。

つまり、厚労省はこう言っているのです。

「今後は飛び込みで大病院に行ってもらっては困ります」

そのために、大病院での初診料、再診料を特別料金として引き上げたのです。ただ、これまでも紹介状なしの初診では、200床以上の病院ではだいたい5000円を取ってきました。そのため、「変わらないではないか」と思われるかもしれません。しかし、これが義務化され、さらに再診料まで２５００円以上と高額になってしまったので、患者さんの負担は本当に大きくなりました。

つまり、ちょっとした症状（風邪、腹痛など）で、いきなり大病院に行くことは、医療費を考えると無駄でしかありません。

新しい初診料、再診料の仕組み

それでは、病院で診察を受けると取られる「診察料」はどのような仕組みになっているのでしょうか？　ここから順に述べていきます。

診察料というのは、平たく言えば、医者が患者を診察したことに対する料金のことです。この診察料は、基本料金とオプションの二つに分かれています。診察料の基本料金を「基本診療料」と言い、オプションに相当するものを「特掲診療料」（指導管理料）と言います。

基本診療料は、レストランやバーのカバーチャージと考えればわかりやすいと思います。つまり、医者の診察を受ければ、診察の内容にかかわらずに、まず基本診療料を取られるというわけです。

この診察を初めて受けたときにかかるのが初診料で、同じ病気で２回目以降に診察を受けたときの診察料が再診料です。

次に示すのが、診察料の基本的な仕組みです。

診察料＝基本診療料（基本料）＋特掲診療料（オプション）

それでは、初診料と再診料は具体的にいくらなのでしょうか？

すでに述べたように、初診料は２８２点と決まっています。１点＝10円なので、実際の料金はこれを10倍して２８２０円となります（３割負担で８４６円）。内科、外科、整形外科、眼科など、どんな科にかかろうと、最初に診察を受けたときの料金は２８２０円です。

私たちが一般的に「病院」と呼ぶものは、規定上二つに分かれています。一つは、入院施設がまったくないかベッド数が19床以下の医療機関で、これは「診療所」と言います。これに対して、ベッド数が20床以上の医療機関を規定上「病院」としています。初診料は、どちらも２８２点で同じです。

次に、再診料ですが、こちらは診療所、病院とも72点＝７２０円です。ただし、ベッド数が200床以上の病院の場合は外来診療料として73点＝730円と1点多くなります。なお、休日や時間外、夜中に診察を受けたときには、初診料、再診料ともに「加算」という割増料金が上乗せされることになっています。この加算の点数は、基本的に50点＝500円です。

ここまでは、それほどややこしいことはないと思いますが、実際に病院に通うとなると、いろいろなケースがあるので、かなりややこしいことになります。

たとえば、高齢者になると、同じ病院で複数の「科」の診察を受けることがあります。内科で糖尿病を診てもらい、整形外科で腰痛を診てもらうというようなケースです。この場合、昔は一度に複数の科を受診しても再診料は1回分だけでした。ところが現在は、2科目でも再診料を取られます。同一日の2科目の再診料は36点＝360円です。

さらに、再診料には、「外来管理加算」という追加料金がほぼ自動的に52点＝520円上乗せされることになっています。外来管理加算というのは、「とくに体調に変化のない患者」を診察したときの料金で、指導の必要な患者には、さらに料金（特定疾患療養管理料、後述）が加算されます。

つまり、こうして見れば、実質的な再診料というのは、再診料に外来管理加算を加えた料金のことになります。

実質的な再診料＝再診料（72点）＋外来管理加算（52点）

ただし、この式があてはまるのは診療所とベッド数２００床未満の中小病院で、２００床以上の大病院では外来管理加算は加算されません。２００床以上の大病院では、再診料（外来診療料）は73点＝７３０円のみで、加算料金がないため、実質の再診料は中小病院よりかなり安くなります。

このことは、たとえば同じ糖尿病の通院治療を受けるなら、町の個人医や中小病院よりも大病院のほうがトクだということです。

ただし、前記したように紹介状なしで大病院（５００床以上）に行けば、初診料も再診料も跳ね上がります。つまり、このような仕組みを知っているのと知らないのとでは、大違いということです。

「かかりつけ医」に通うと医療費がかさむ？

このような仕組みのなかで、患者は振り回されているわけですが、厚労省の方針にそのまま従うと、さらに医療費がかさむ場合があります。

大病院にはもう行けない。行くなら近所の診療所や中小病院。いわゆる開業医（町医者）のなかから「かかりつけ医」を持たなければならないことになったわけですが、かかりつけ医と言っても、どうやって見つけたらいいかわからない人も多いと思います。また、近所に何回か行ったことがある病院はあっても、そこの医者がかかりつけ医と呼べるかどうか悩む人も多いのではないでしょうか？

日本医師会総合政策研究機構の調べによると、「かかりつけ医がいる」と答えた人は全体の53・7％。なんと、半数近くの人が、実際にはかかりつけ医など持っていないのです。それでも、病気になって、何度も通うことになるかかりつけ医ができたとしましょう。それで、大病院に行くよりもかかりつけ医に行けば、医療費が少なくてすむかと言えば、そうとも言えません。むしろ逆かもしれないのです。なぜなら、多くの開業医は、患者を頻繁に通わせて稼ごうとしているからです。

たとえば、3ヵ月おきでいい診察や検査を1ヵ月おきにする。あるいは、クスリを1週間分しか出さないとしたら、どうなるでしょうか？　患者は、医者の指示通り、何度も病院に通わなければなりません。

前記したように、再診の場合、再診料だけが医者側の収入ではありません。「外来管理加算」が加算され、場合によりさらに特定疾患療養管理料としての「特揭診療料」が加算されます。これは、結核、がん、糖尿病、高脂血症、高血圧、狭心症、心筋梗塞、不整脈、喘息、胃潰瘍、慢性肝炎などの病気の外来管理について適用される加算で、225点＝2250円と決まっています。

そこで、高血圧患者1人の外来再診を計算すると、「再診料720円」＋「外来管理加算520円」＋「特定疾患療養管理料としての特掲診療料2250円」＝3490円になります。つまり、診療所や中小病院は、これを何度も行うことで、利益を上げているというわけです。たとえば、これを月1回行えば、年で約4万円、月2回行えば約8万円になります。患者1人につき、同じ診察と同じクスリの処方を、2週間おきにするか、1ヵ月おきにするか、3ヵ月おきにするかで、収益は大きく違ってくるわけです。これは1人の場合ですから、もし、このような患者が何十人もいるとしたら、病院の収入は大きく変わります。

このようなカラクリを知らないと、あなたの医療費は際限なく膨らみます。大病院のハードルが高くなり、そのうえ、かかりつけ医に何度も通わされるとしたら、患者は踏んだり蹴ったりではないでしょうか。

医療をビジネスの観点から見ると、〝リピーター商売〟と言えます。なぜなら、顧客を1回きりで帰してしまったら、ビジネスとして成り立たないからです。車の修理なら1回で直して、その報酬を受け取るだけで収益は出ます。しかし、人間の〝修理（治療）〟の場合、1回で治してしまうと、いまの医療制度では収益が出ない構造になっているのです。

皮肉な言い方ですが、患者の病気を治してしまうと、病院経営は成り立たないのです。私はかつて病院経営に失敗した経験があるので、このことを思い知っています。医者というのは、つくづく因果な職業です。

入院保証金と連帯保証人の問題点

さて、患者さんは大病をすれば、かかりつけ医や町医者に紹介状を書いてもらい大病院に行くことになります。この場合、多くの患者は、手術などの入院治療を受けることになります。

そこで、ここからは、入院するケースに関して、医療費がどれほどかかるのかを説明します。実際の医療費、つまりがん手術などの診療報酬代金などは別の章で説明するので、ここでは、それ以外の費用を見ていきます。

まず、初めて入院する患者さんが面食らうのが、「入院保証金」でしょう。これは、「入院時に現金で用意してください」と事務のほうから告げられます。いきなりそう言われるのですから、驚かない人はいません。

入院保証金とは、顧客ビジネスで言うところの「デポジット」です。いわゆる、前払い金。その額はだいたい5万〜20万円です。

このおカネは、治療費や入院費用に充てられ、余った場合には、退院時に差額が払い戻されることになっています。とはいえ、いきなり5万〜20万円のキャッシュを要求されるのですから、患者さんのなかには負担できない人もいます。

さらに、入院時に要求されるものがあります。それは、入院にあたっての「保証人」です。この際の「保証人」は、正式には「身元保証人」と「連帯保証人」と「身元引受人」の三つに分かれていますが、いずれも「入院患者に万が一のことがあったら責任をもって対応する人」という点では同じです。端的に言えば、入院患者がもし治療費を払えなかった場合、その費用を立て替える責任者ということになります。

ただし、入院時に保証人を立てなければならないという法律はありません。しかし、ほぼどこの病院でも保証人を要求します。しかも、保証人は、入院する人と世帯を別にしている人が求められることがほとんどです。

たとえば、こんな例があります。70歳を超えた1人暮らしで身寄りのない男性が、がん手術で入院することになりました。このとき、彼は保証人を長年の友人に頼みました。この友人は、気軽に保証人を引き受けました。

ところが、この男性は術後の経過が悪くて、入院中に死亡してしまったのです。こうなると、病院は、保証人に電話をして「ご遺体を引き取りに来てください」と言い、さらに、入院費を請求します。保証人が困惑したのは言うまでもありません。

実際、このようなことは、現在、何件か起こっています。そのため、病院によっては年金収入しかない高齢者の保証人を認めないところもあります。

さて、入院保証金と連帯保証人が用意できても、入院時にはまだまだやっかいなことがあります。病院側が出してくる何種類かの書類に、いちいちサインしなければなりません。これらの書類をよく確かめないでサインしてしまう人がいますが、これは、あとで大変なことになりかねません。とくに多いのが、「差額ベッド代」をめぐるトラブルです。

差額ベッド代で損しないために

入院にはさまざまな費用がかかります。治療費のほかにかかる費用で代表的なのが、差額ベッド代です。これは、患者の希望によって、基本的に1~4人部屋に入室したときにかかる費用で、正式には「特別療養環境室料」と言って、全額が自己負担とされています。

ある調査によると、入院患者の7割が差額ベッド代を負担しても「個室や少人数部屋」

を希望していると言います。しかし、入院日数が長くなると、差額ベッド代は大きな負担になります。したがって、おカネと相談したうえで、負担になる方は、病院側にいくら勧められても断るべきでしょう。

厚労省中央社会保険医療協議会の資料（第306回総会）によると、1人部屋（個室）〜4人部屋の差額ベッド代の1日平均額は次のようになっています。

・1人室――7812円
・2人室――3130円
・3人室――2878円
・4人室――2509円
（2014年7月1日現在、1日あたり平均徴収額〈推計〉）

これを見ると、1日ぐらいならビジネスホテルと変わらないと思う方もいるでしょう。しかし、これはあくまでも平均額です。

差額ベッド代というのは、各病院が料金を自由に設定できるようになっていて、病院によって料金に大きな差があるからです。前記した厚労省の中央社会保険医療協議会のデータによると、1日あたりの差額ベッド代の平均額は6129円で最低額は100円ですが、最高額はなんと37万8000円です。

それで、平均額が約6000円となっているのですが、これはあくまで全国平均。都内の有名病院になれば1日あたり数万円かかるのが当たり前になっています。たとえば、東京女子医科大学病院、東京大学医学部附属病院の特別室はともに19万4400円、慶應義塾大学病院も19万4400円です。

もちろん、これは極端な例ですが、これらの病院では、一般の個室であっても2万～3万円かかります。

また、差額ベッド代は、ホテルや旅館などとは日数のカウント方法が違います。ホテルや旅館では1泊2日の場合、1泊料金となりますが、病院の場合は、1泊2日すると2日分になるので、たとえば1日あたり2万円なら4万円となってしまうのです。

差額ベッド代は、入院時に大部屋を希望していることをきちんと意思表示すればかかりません。差額ベッド室利用の同意書というものが用意されていますが、これにサインをしなければ問題は生じません。

ただし、やっかいなのは、大部屋が空いていないことがある場合です。急を要さない入院なら、大部屋が空くのを待つことができますが、そうでない場合は、仕方なく同意書にサインして入院してしまう人がいます。実際、そういう例は多いのです。

それは、同意を拒むと、医者や看護師との関係がぎくしゃくしてしまうと考えるからです。とはいえ、おカネの面で不安があるなら、正直に病院側と相談するべきでしょう。ブラック病院でないかぎり、病院側は患者側の要望を聞いてくれます。病院内のソーシャルワーカーや市区町村にある国民健康保険担当課などに、事情を伝えて相談するべきです。

意外にかかる医療費以外の費用

入院時にかかる医療費以外の費用は、まだまだあります。たとえば、食事代はかつて「保険給付」に含まれていました。しかし、いまは患者も負担することになり、これまで何度も値上げされています。

現在は1日3食で1080円ですが、2018年4月からは1380円になることが決まっています。また、特別食も用意されていますから、それを頼めばその分が加算されてしまいます。

そこで、どんな医療費以外の出費があるかを**【図表1】**にまとめて示します。

このように、タオルや洗面具などの日用品、家族が付き添えば交通費や食事代、保険会社に給付金を請求するための文書作成代など、細かい出費がかさむので、入院となった

【図表1】入院時の医療費以外の費用

項目	内容・値段
1 差額ベッド代	病院によって異なるが、1～4人部屋の際に必要。個室の場合は平均7,812円、2人室は3,130円
2 食事代	1日3食の場合1,080円。2018年4月からは値上がりして1,380円
3 消耗品代	タオル、洗面具、歯ブラシ、下着、パジャマ、ティッシュ、飲み物などの日用品
4 交通費・見舞い	家族が病院に通う交通費や食事代、見舞い客のためのお菓子代など
5 文書代	保険会社への給付金請求手続きのための診断書などの文書作成代。1通で2,000～1万円
6 付け届け、謝礼	執刀医や病棟医などに、ケースにより「包む」ことは慣習的に行われている

ら、あらかじめ予算を立てておくほうが賢明です。

さらに、やっかいな問題があります。

それは、いまも慣習的に行われている医者や看護師などへの謝礼、付け届けです。とくに外科手術となると、執刀医に事前に付け届けをする患者さんがいます。もちろん、それによって医療行為が変わるわけではありませんが、「安心料」として渡す患者さんは多いのです。しかし、金銭的に余裕がなければ、そんなことはできないでしょうし、またする必要もありません。

病院には「謝礼不要」の紙が貼ってあるケースがあります。しかし、それは逆に言うと「受け取る」ということです。いずれにせよ、この件は個人の判断なので、これ以上は述べませんが、詳しく知りたい方は、私が以前書いた『医者と謝礼のいま』（光文社、2002）を読んでいただくと、私の考え方がわかってもらえると思います。

【図表2】入院時の諸率比較

	100人あたりの入院受診率	1件あたりの入院診療費	1日あたりの入院診療費	1件あたりの入院日数
協会(一般)	9.88件	479,583円	47,109円	10.16日
組合健保	7.83件	457,756円	50,767円	9.02日
共済組合	8.31件	447,256円	48,108円	9.30日
国民健康保険計	22.04件	531,320円	33,688円	15.77日
後期高齢者医療	83.66件	523,293円	29,142円	17.96日

出典：厚労省「平成26年度医療給付実態調査」
「協会（一般）」は全国健康保険協会管掌健康保険（健康保険法第3条第2項の規定による被保険者を除く）の略、「組合健保」は組合管掌健康保険の略。

上の**【図表2】**は、厚労省の「平成26年度医療給付実態調査」から、入院時の各健康保険ごとの「入院受診率（100人あたりの入院件数）」「1件あたりの入院診療費」「1日あたりの入院診療費」「1件あたりの入院日数」をまとめたものです。

これを見ると、入院した場合、全体の医療費がいったいいくらかかるかという平均的な実態がおわかりいただけると思います。

「入院受診率」というのは、1年間に健康保険が適用される病気やケガで入院する件数（100人あたり）で、これは国民健康保険が22・04件（つまり22・04％）、協会（一般）では9・88件（9・88％）となっています。ところが、後期高齢者医療は83・66件（83・66％）と圧倒的に件数が多くなっています。これで、高齢者になると、ほとんどの人が入院治療を受けているということがわかります。

「1件あたりの入院診療費」では、国民健康保険が53万1320円でもっとも高くなっています。ただ、「1日あたりの入院診療費」は組合健保が5万7767円でもっとも高く、国民健康保険は3万3688円と組合健保の3分の2程度となっています。いずれにせよ、入院したら1日に平均して3万〜5万円の医療費がかかるということです。

もちろん、入院患者（健康保険の被保険者）の多くは3割負担（70歳未満）ですから、この額に0・3を掛けた額が実費となります。

また、「1件あたりの入院日数」を見ると、後期高齢者医療は17・96日と圧倒的に長くなっています。つまり、歳を取れば取るほど、入院が長期化し、医療費がかさむ現実がこの【図表2】からわかると思います。

「高額療養費制度」は患者さんの強い味方

このように、入院すると多大な出費を迫られます。そこで、この負担を減らすために、医療保険制度上さまざまな公的な補助措置が設けられています。その一つが「高額療養費制度」です。

この制度では、1ヵ月の自己負担の限度額が、70歳未満で年収約370万〜約770万円の人で「8万100円＋（医療費−26万7000円）×1％」、70歳以上の人で「4万4400円」（年収によって異なる）と決まっています。つまり、それ以上はいくらかかろうと払わなくていいことになっているのです。

ただし、この制度も申告制です。患者の申請によって払い戻される仕組みになっています。2年以内であれば事後申請もできます。ただし、あとから申請して払い戻されるとなると患者負担は高額になるので、事前に「限度額適用認定証」（70歳以上の方は不要）を病院に提出すれば、治療時に、窓口での支払いをあらかじめ限度額内に抑えることができます。

この「限度額適用認定証」は、あなたが入っている保険の保険者（保険証の発行元）に対し交付申請を行えば、発行してもらえます。国民健康保険なら、市（区）役所、町（村）役場、勤め先から発行された保険証なら会社の担当者に申請します。

それではもう少し詳しく、「高額療養費制度」を見ていきましょう。

月の支払い限度額が決まっているといっても、その額は所得によって異なります。さらに、年齢別による区分があります。制度自体は、保険によって3割〜1割負担になったあと実際にかかった金額を月ごとに合算して、それが一定の限度額以上であれば、限度額を超えた分は国から還付されるというものですが、その年齢・所得区分別はけっこう複雑です。

それを示したのが、**【図表3】**です。

【図表3】高額療養費制度の区分別詳細

年齢	所得区分	自己負担額の上限（1ヵ月）
70歳未満	区分【ア】上位所得者 年収約1,160万円以上 （健保：標準報酬月額83万円以上 国保：旧ただし書き所得901万円超）	25万2,600円＋（医療費－84万2,000円）×1% 年4ヵ月目の多数回該当より一律14万100円
	区分【イ】上位所得者 年収約770万～約1,160万円 （健保：標準報酬月額53万～79万円 国保：旧ただし書き所得600万～901万円）	16万7,400円＋（医療費－55万8,000円）×1% 年4ヵ月目の多数回該当より一律9万3,000円
	区分【ウ】一般 年収約370万～約770万円 （健保：標準報酬月額28万～50万円 国保：旧ただし書き所得210万～600万円）	8万100円＋（医療費－26万7,000円）×1% 年4ヵ月目の多数回該当より一律4万4,400円
	区分【エ】一般 年収約370万円未満 （健保：標準報酬月額26万円以下 国保：旧ただし書き所得210万円以下）	5万7,600円 年4ヵ月目の多数回該当より一律4万4,400円
	区分【オ】低所得者 住民税非課税の世帯	3万5,400円 年4ヵ月目の多数回該当より一律2万4,600円
70歳以上	現役並み所得者 （健保の場合、標準報酬月額 28 万円以上かつ年収が夫婦世帯 520 万円以上、単身世帯 383 万円以上。国保の場合、住民税課税所得 145 万円以上かつ年収が夫婦世帯 520 万円以上、単身世帯 383 万円以上）	外来（個人ごと）：4万4,400円 外来＋入院（世帯）：8万100円＋（総医療費－26万7,000円）×1%
	一般 （「現役並み所得者」「低所得者Ⅰ・Ⅱ」以外）	外来（個人ごと）：1万2,000円 外来＋入院（世帯）：4万4,400円
	低所得者Ⅰ （住民税非課税世帯で所得がない）	外来（個人ごと）：8,000円 外来＋入院（世帯）：1万5,000円
	低所得者Ⅱ （住民税非課税世帯で「低所得者Ⅰ」以外）	外来（個人ごと）：8,000円 外来＋入院（世帯）：2万4,600円

たとえば、あなたが70歳未満で、所得が区分【ウ】の一般（年収約370万～約770万円）で、がんの手術を受けて医療費が月に100万円かかったとします。この場合、3割負担なので窓口では30万円を支払うことになります。しかし、高額療養費制度を使うと支払いに限度額が設定されるので、「8万100円＋（医療費－26万7000円）×1%」

という計算で、自己負担額は8万7430円ということになります。

70歳以上になると、限度額のハードルがさらに下がります。【図表3】にあるように、一般（「現役並み所得者」「低所得者Ⅰ・Ⅱ」以外）なら、1ヵ月どれだけ医療費がかかっても、4万4400円までしか支払わなくてすむわけです。年金受給で年間80万円以下などの低所得者（「低所得者Ⅰ」住民税非課税世帯で所得がない）の場合には、医療費が1ヵ月100万円かかったとしても、支払額は1万5000円まですむわけです。

さらに加えて、「高額療養費制度」では、【図表3】にある「世帯」や「多数回該当」にあてはまると、自己負担がさらに減る仕組みがあります。これについては、後述します。

「高額療養費制度」を受けるための注意点

このように高額療養費制度は、患者にとっては「強い味方」なので、これをうまく利用すれば医療費は抑えられます。ただし、注意すべきことがあります。

次のようなことを知らないと、せっかくの制度を有効活用できません。

（1）「月またぎ」をすると適用外になることがある

高額療養費制度が適用されるのは、「1ヵ月の間」の医療費についてです。この1ヵ月とは、「毎月1日からその月の月末まで」を指します。たとえば、1月24日〜1月31日まででで7万円、2月1日〜2月8日まででで5万円かかった場合、合計12万円として申請することはできません。どちらも、限度額の8万100円を超えていないので全額負担となります。

このように「月またぎ」をしてしまうと、実質的にソンをしてしまう場合が生じるのです。とくに、手術で2週間入院などの場合がそうです。1月24日〜1月31日の間に手術をして25万円、その後2月1日〜2月8日の間に5万円かかった場合では、1月分は限度額の8万100円を超えるので支給対象として戻りますが、2月分は限度額を超えていないので全額負担になってしまいます。

（2）複数の医療機関にかかった場合、1件が2万1000円以上なら合算して申請できる

複数の病院にかかり、それぞれ個別に医療費を支払う場合があります。この場合、一つ一つの医療費が限度額に届かないことがあります。たとえば、1ヵ月の間に「A病院」と「B病院」の両方にかかった場合、「A病院」で7万円、「B病院」では5万円かかったのなら、どちらも限度額に届いていません。

しかし、1件の診療報酬が2万1000円を超えていれば合算していいという特例が設

けられています。ですので、この場合は合算できます。つまり、その合計12万円に対して制度は適用されます。

（3）同じ健康保険に加入している家族の間で合算できる

これは、**【図表3】**に出てくる「世帯」のことで、家族が同じ保険に入っている場合は合算できることになっています。これを「世帯合算」と言い、1件が2万1000円以上なら合算でき、それが限度額を超えれば高額療養費制度が適用されます。

たとえば、ともに70歳以上で所得区分が一般の夫婦が同時に入院治療を受けることになり、夫婦それぞれ月に100万円の治療を受けたとします。この場合、医療費は夫婦合わせて月200万円かかったので、1割負担で20万円（2014年4月2日以降に70歳の誕生日を迎える人は2割負担で40万円）となりますが、高額療養費制度の「世帯合算」を使えば、2人で月4万4400円の支払いですむようになっています。

（4）1年に何回も医療費を払っていれば、4回目からは限度額が下がる

これは、**【図表3】**に出てくる「多数回該当」のことです。

世帯合算の高額療養費の適用が直近の12ヵ月に3回以上あった場合には、4回目からは負担額が軽減されるという措置です。もちろん、1人でもこの措置は適用されます。つまり、4回目の医療費からは、限度額が下がります。

【図表3】を再び見てください。70歳未満の場合は所得により、区分【ア】～区分【オ】に分けられていますが、区分【ウ】の場合は、「多数回該当」になると、一律4万4400円ですむわけです。

なお、この高額療養費制度の限度額を引き上げることを、政府はこれまでずっと検討してきています。2016年7月の社会保障審議会医療保険部会では、「年内に結論を出す」ということが決められました。これは、2015年12月にまとめられた「経済・財政再生計画・改革工程表」で、「16年末までに結論」と明記されたからです。

そうなると、2017年4月からは、限度額が引き上げられ、**【図表3】**に示した金額が変わり、患者負担はさらに増します。政府が引き上げのポイントとしているのは、70～74歳での限度額の引き上げと、75歳以上の後期高齢者の自己負担を現行の1割から2割に引き上げることとです。

そうなれば、「4万4400円」ですんでいた70～74歳の人は、おそらく70歳未満の区分【ウ】の人と同じになり、負担額は一気に倍増するでしょう。75歳以上の後期高齢者の窓口負担も一気に倍増します。

「高額療養費制度」以外の公的補助

さて、高額療養費制度以外にも、公的補助を受けられるケースがあるので、本章の最後に、それについてまとめておきましょう。

まず挙げておきたいのが、会社員や公務員などが、病気やケガなどで働けなくなったときに受け取ることができる「傷病手当金」があります。これがもらえるのは、被用者保険(健康保険、共済組合など)の被保険者本人(被扶養者は除く)です。

また、すでに退職していても当時加入していた保険をさかのぼって傷病手当金を受給できることもあります。ただし、1年以上継続してその保険に加入していたこと、辞める前に傷病手当金がもらえる条件を満たしていたことなどが条件となっています。もらえる額は、1日につき給料(日額)の3分の2にあたる額で、最長で1年6ヵ月間支給されます。この申請は、加入している公的医療保険(健康保険、共済組合など)の窓口で行います。

続いては、「障害年金」(障害基礎年金、障害厚生年金)。これは、病気などで重度の障害が残った65歳未満の方に支給される年金制度です。たとえば、人工肛門の造設や、咽頭部摘出手術を受けた方などが該当します。また、日常生活で介助が不可欠になった方、一人で生活するのが困難になった方も受給できる場合があります。

加入している年金保険によって、「障害基礎年金」(国民年金)、「障害厚生年金」(厚生年金)に分かれ、障害基礎年金は障害等級一、二級が対象、障害厚生年金は一～三級が対象となっています。なお、障害等級は、身体障害者手帳の等級とは異なり、手続きも別に行う必要があります。このほか、原則としていずれかの年金に加入中に障害を負ったこと、保険料を一定期間納めていることなどの要件を満たしている必要があります。障害基礎年金は、20歳未満、または60歳以上65歳未満の方でも条件を満たせば対象になります。これらの申請・手続きは、障害基礎年金は年金事務所あるいは各市区役所や町村役場の国民年金の窓口、障害厚生年金は職場の担当年金事務所、共済組合事務局で行います。

こうした障害年金の対象にならない軽度の障害を負った方に、一度だけ支給されるのが「障害手当金」です。こちらの申請・手続きは、職場の担当年金事務所、共済組合事務局で行います。

さらに、「難病医療費助成」という制度があり、重症の患者さんや特定の病気については医療費の支払いの自己負担額が設定されています。この自己負担は収入に応じて月額3万円を上限に定められています。助成の対象になる病気は、パーキンソン病、悪性関節リウマチなど約300種類となっています。

このような公的助成金はほかにもあるので、ご自身が加入している公的保険に問い合わせてみることをお勧めします。

75歳以上の負担額が2割に引き上げられる

「はじめに」でも述べましたが、２０１５年12月に「経済・財政再生アクション・プログラム」の工程表のなかに、「介護利用料を1割から2割負担へと、負担限度額の引き上げ」という項目があります。これは、75歳以上の後期高齢者の医療費を現行の1割負担から2割負担に引き上げるということです。じつは、これはかなり大変なことですが、これまでメディアは大きく取り上げていません。しかし、遅くとも２０１８年度からは実施されるでしょう。

すでに述べたように、２０１４年4月2日以降に70歳になった人からは2割負担に引き上げられました。つまり、今後、70歳以上の人はすべて2割負担となるわけです。

75歳以上になると、これまで加入していた公的保険は自動的に「後期高齢者医療制度」へ切り替えられ、新しい保険証をもらって1割負担（現役並み所得者は3割）となります。また、前記したように、その負担には、高額療養費制度により上限が設けられています。しかし、今後はそうはならないのです。

そこで、再度、高額療養費制度の75歳以上の部分を表にしてみると、**【図表4】**となり

【図表4】高額療養費制度（75歳以上）

所得区分	1ヵ月ごとの限度額(※1)	
	外来（個人ごと）	外来＋入院（世帯単位）
低所得Ⅰ	8,000円	15,000円
低所得Ⅱ		24,600円
一般	12,000円	44,400円
現役並み所得者	44,400円	80,100円＋1%（※2） （44,400円）（※3）

（※1）1ヵ月ごとの限度額は、75歳に到達した月は、2分の1の額（障害認定で既に加入している方は除く）。
（※2）＋1%は医療費が267,000円を超えた場合、超過額の1%を加算。
（※3）（　）内は過去12ヵ月以内に4回以上該当した場合の4回目以降の額。

ます。たとえば、1割負担者（表の「一般」）では、限度額は「外来」で1万2000円、「外来＋入院」の場合は4万4400円となっていて、それを超えると限度額を超えた金額が払い戻されます。現在、多くの人がこの1割負担者に該当します。この1割負担者の限度額を年間で出すと「外来＋入院」で53万2800円です。つまり、それ以上かかったとしてもここまでが払う限度となっているわけです。

ところが、これが2割負担になるとどうなるでしょうか？　負担額が増えるうえに、限度額も改正される可能性が高いのです。

「70～74歳の2割負担」への改正では、「高齢者いじめ」という批判を避けるために限度額は据え置かれましたが、次の改正ではそうはいかないでしょう。日に日に、「高額療養費制度で高齢者などに年齢による差をつけるのは公正ではない」という声が強まっているからです。

現在、高齢世帯では年金頼みの生活をしている人がほとんどです。そこで、年金生活者の収入を見ると、日本年金機構が発表しているところでは、モデル世帯（夫が厚生年金に40年加入し、妻が第三号被保険者を含め、国民年金を40年納めた場合）の年金支給月額は約22万6000円となっています（2014年）。

ところが、実際にはモデル世帯は少なく、年金支給額の平均は、厚生年金が月14万7508円（20年以上加入の場合、基礎年金含む）、基礎年金が月5万3418円となっていて、月額約20万円といったところです。ところが、総務省「家計調査」（2014年）によると、60歳以上世帯の平均支出額は、60〜69歳の世帯が月24万9214円、70歳以上の世帯が月20万487円となっています。つまり、年金だけではぎりぎりにしか暮らせない、あるいは家計が赤字になってしまう現実があるのです。

こんななかで、たとえばがんにかかれば限度額が年間53万2800円といっても、それは相当きついでしょう。しかも、今後はさらにかかるわけです。年金収入だけの世帯では暮らしが成り立たなくなってしまう可能性があります。つまり、どんなに治療したくても、それはおカネとの相談となってしまうのです。

こうしたことを考えると、私たちは75歳を超えても、できるかぎり健康であるように心がけねばなりません。

第2章　医者はこうして稼いでいる

厳しい病院経営のシワ寄せが患者に

医療費の節約を考えるなら、病院や医者がどのように収入を得ているのか？　その実態を知らなければなりません。そうでないと、あなたが支払っている医療費が、そのサービスに見あったものなのかどうかわからないからです。

そこで、この章では病院というものが、どのように儲けているかを概説してみたいと思います。

世間一般は、病院は労せずして儲かるビジネス、医者はみな高額所得者と思っているようですが、実際はそうではないからです。現在、病院経営は年々悪化し、医者の所得も減っています。こうしたことが、私たちにどのような影響を与えているか？　どうしても知っていただきたいと思います。つまり、病院経営の赤字は医療サービスを低下させ、医者の所得減は医者の過剰労働やモラルの低下を招きます。

私たちは、そのシワ寄せを受けているのです。

たとえば、これまで優良な病院とされてきたところでも、最近は、職員の給料カットやボーナスカットが行われるようになってきています。

２０１５年８月24日付の朝日新聞は『病院経営「８％」ショック』という記事を掲載し

ました。この記事では、千葉県の亀田総合病院が取り上げられ、経営悪化で職員のボーナスを5～6％カットしたことが紹介されていました。記事のタイトルにある「8％ショック」というのは、消費税が5％から8％に増税されたことを指しています。民間企業は消費税の増税分を製品価格に転嫁して消費者に回すことが可能ですが、病院はこれができません。そのため、医薬品などを仕入れる際に負担する消費税が上がると、すぐに経営を圧迫してしまうのです。

もちろん、病院経営の悪化は消費税増税ばかりにあるのではありません。人件費の高騰も大きいのです。

病院経営に人件費が占める割合は5割を超えます。とくに最近は、看護師の人件費が経営を圧迫しています。病院には、医者はもとより、さまざまなスタッフが働いています。このうちもっとも多いのが看護師で、経営が苦しい病院は看護師のリストラに走るところが多くなっています。

雑誌『選択』（2015年9月号）は、首都圏の私立大学の附属病院の危機的状況を報じていました。たとえば、日本医大の場合、2014年度の赤字は158億円に達し、約600億円の有利子負債があると言います。これは一般企業で言えば倒産寸前の状態です。経営が悪化しているのは、日本医大だけではありません。神奈川県の聖マリアンナ医大、北里大の附属病院も赤字だと、同誌は伝えていました。

私は医師紹介業もしているので、こうした経営が悪化した病院の医者から、転職の相談を受けることがあります。また、アルバイト先を紹介してほしいという相談もよく受けます。医師免許は世間では「ゴールドライセンス」と呼ばれ、それを持っていれば高額な収入が得られるとされています。しかし、それは一昔前の話。現在、医者の収入は一般サラリーマンよりはたしかに高いものの、いろいろな条件を考えるとそれほど高額とは言えません。

実際のところ医者の収入はどれくらいなのか？

中央社会保険医療協議会の調査によると、勤務医の平均給与はおおよそ１５００万円（年収）となっています。これは、日本人全体の平均給与所得４１５万円（男性５１４万円、２０１４年）に比べればたしかに高いので、これだけ見れば、医者はみな高額所得者と言えます。

しかし、医者の所得がこの額に達するのは、開業医は別として40歳を超えてから。医者といっても前期研修を終えたころは、せいぜい４００万円ほどで、一般サラリーマンと変わりません。そこからキャリアを積んで１０００万円、１５００万円となるわけで、これは大企業のエリートサラリーマンも同じでしょう。

ただ、医者といってもそのコースによって収入は異なります。給料が安いのは、大学病院の医局勤務医。有給となってやっと600万円ほど、その後講師となって700万円ほど、准教授となって800万円ほど、教授となって1000万～1200万円といったところが相場です。

なぜ、大学病院の勤務医はこのように給料が安いのでしょうか？　それは、大学の医学部には、臨床、教育、研究という三つの柱があり、あくまで附属病院は医師を育てるという教育機関としての役割と、医学の研究を行うという面に重点が置かれているからです。したがって、医師免許を取得して10年を経ても年収は500万～600万円という勤務医はざらにいます。

そこで、大学病院の勤務医や若手医師は、週に1回出張したり、ほかの民間病院で当直や土日のアルバイトをしたりして、それで家計を支えているという医者も多いのです。アルバイトの場合、一般的に半日勤務が1コマで約4万円、週1回で年間約200万円になります。私の知り合いの大学病院勤務の30代の医者は、毎週2コマをこなしたうえで産業医のパートも勤め、住宅ローンの支払いと子供の教育費を必死に捻出しています。

ところが、これが市中の民間病院の勤務医となると、科目にもよりますが、研修医上が

【図表5】医師の年収（規模別）

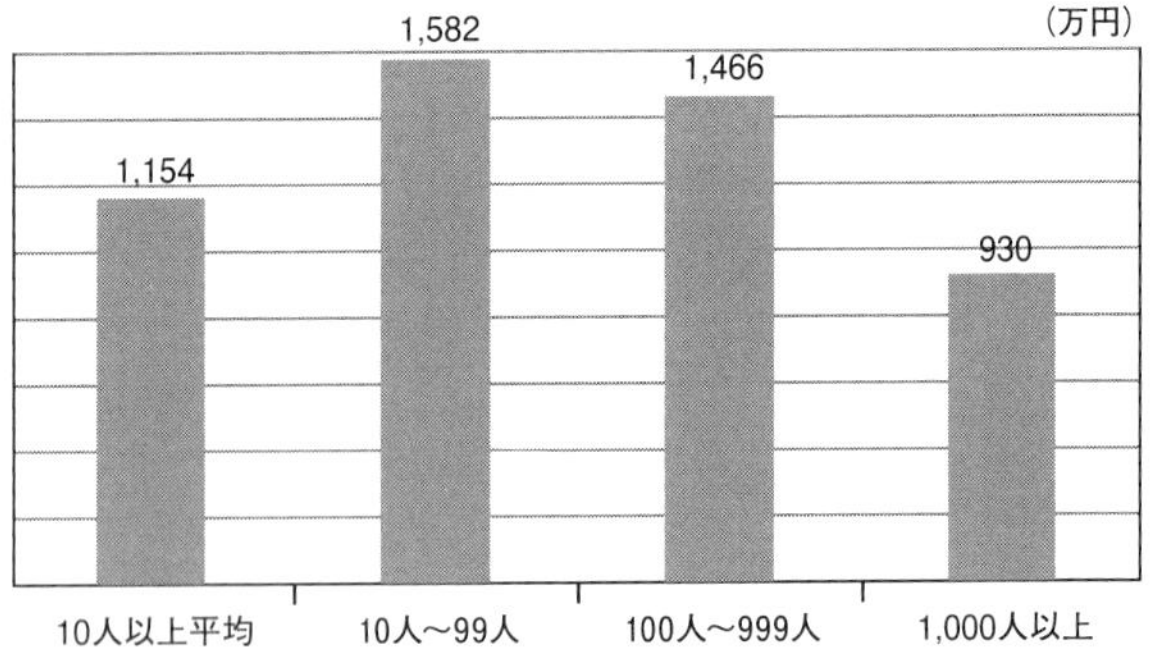

出典：厚労省「平成26年賃金構造基本統計調査」をもとに算出、人数は従業員数

りの時点で１０００万～１２００万円がもらえます。その後、５～10年勤務で１５００万円台に達し、部科長クラスになると１６００万円を超えます。さらに、院長クラスになれば２０００万円を超えるといった具合です。

上の**【図表5】**は、医師の年収を勤務先の規模の大きさ別に比較したものです。これを見ていただくと、10人～99人の規模の病院がいちばん高く１５８２万円となっているのがわかります。これは、ここに開業医が多く含まれているためと考えられます。

ところが、可処分所得という面から見ると、医者は高額所得者特有のゆとりのある生活を送っているとはとても言えないのです。まず、給与が９００万円を超えれば、所得税率は33％、住民税を合わせれば43％になります。さらにそこに社会保険などが加わるので、可処分所得はおそらく半分になってしまいます。また、医者には所属学会の年会費などの特有の出費もあります。これに、住宅ローンの支払い、子供の教育費などを加えていけば、医者の高額所得者としてのイメージは現実的ではないことがわかるのではないでしょうか。

では、開業医はどうでしょうか？

開業医の収入は、一般的に病院勤務医の1・5〜1・8倍とされています。中医協の調査によると、病院勤務医の平均年収が約1500万円であるのに対し、開業医の平均年収は約2900万円に達しています。やはり、開業医のほうがリッチなことは確かです。

しかし、病院経営というのは、そう簡単なものではありません。いちばんの問題は、毎月、決まった安定的な収入が得られないことです。なぜなら、患者さんというのは四六時中入れ替わるからです。ある月は多くの患者さんが来ましたが、ある月はぱったり来なくなったということが起こります。

したがって、開業医の収入は個人差が大きいのです。つまり、マーケティングやマネージメントの感覚がない医者や、患者さんとのコミュニケーション能力が低い医者は、当然ですが、市場から淘汰《とうた》されていきます。

大学や学会で医者としての評価がいくら高くても、開業して失敗したという医者は数多くいます。とくに、自己資金が少なく借り入れに頼って開業した場合、見込み違いで失敗したという話をよく聞きます。

このような医療側の事情は、患者さんに大きな影響を与えるわけです。経営状態のいい病院と悪い病院では、医者や看護師、スタッフの働き方が違うので、診察・診療に天と地ほどの差が開いてしまうからです。

最近は、ネットの口コミで「ブラック病院」がよく俎上に載せられています。ブラック病院の実態が、ブラック企業と同じように、そこで働いていた医者や看護師、スタッフによって告発されている例もあります。

診療報酬の「不正請求」は後を絶たず

経営が苦しいブラック病院に共通しているのは、看護師やスタッフを使い捨てにしていることです。前記したように、病院経営に占める人件費の割合は高いので、若い看護師、スタッフを多く採用しては使い潰して、また採用することを繰り返すのです。

よく行く病院で、受付の事務員やスタッフがすぐ代わっているようなところは、ブラック化が進んでいると見て間違いありません。こうした病院では、患者の「検査漬け」が日常的に行われています。さらに、診療報酬の「不正請求」もよく行われています。不正請求というのは、ひと言で言えば「架空請求」。つまり、処置してもいないことを処置し、出してもいないクスリを出したように見せかけることです。

病院で行われた医療処置は必ず「レセプト」（診療報酬明細書）に記載されます。これは、たとえばホテルに泊まったときにもらう領収書に明記されている料金の項目別明細と同じです。ところが、これを出さない病院が多かったため、２０１０年度の診療報酬改定により、医療機関は領収書のほかに診療明細書の無料発行を義務づけられました。その背景には、メディアで不正請求がたびたび取り上げられ、社会問題になったことがあります。

２００７年に、厚労省は衝撃的なデータを発表しています。それによると、２００６年度の１年間で、１２４の保険医療機関等が不正請求を摘発されて監査を受け、歯科医師24人、医師17人が保険医等の登録を取り消されていたのです。また、そこまでいかなくても、個別指導を受けた医療関係者は、なんと約７０００人にも上っていたのです。

そこで、こうした不正を防ぐために、厚労省では２００７年から診療報酬の不正請求対策として、架空請求や水増し請求などの不正を摘発する「医療Ｇメン」と呼ばれる指導医療官を増員しました。

しかし、それでもなお不正請求、とくに架空請求は後を絶ちません。最近では、たとえば２０１６年６月に大阪府警の元巡査部長や歯科医院の理事長ら10人以上が歯科医院を舞台にした架空請求によって逮捕・起訴されるという事件が起こりました。また、同じ2016年7月に東京地裁は、〝美人女医〟として知られた元タレントで医師の脇坂英理子被告（37）に対し、懲役3年、執行猶予4年の判決を言い渡しています。彼女は経営していた美容内科などのクリニックで患者の受診日を水増しするなどして診療報酬を騙《だま》し取っていました。

じつは、不正請求を防ぐにはレセプトを電子化してしまえばいいのです。おそらく、全部電子化してしまえば、不正はずっとやりにくくなり、不正があれば容易に発見できるようになります。

そこで、今日までレセプトの電子化、つまりオンライン請求に一本化することが進められてきました。しかし、日本医師会がこれに抵抗し、今日まで完全なオンライン化は実現していません。そのせいもあり、日本ではいまだに約8000人の審査委員が請求書に目を通すという時代錯誤の方式がまかりとおっています。

日本の診療報酬の審査は、社会保険診療報酬支払基金（支払基金）と国民健康保険団体連合会（国保連）の2団体がほぼ独占しています。この2団体は、じつは国や自治体からの「天下り組織」と言えます。つまり、完全オンライン化が実現しようとしまいと、大幅な人員削減などは行われる可能性はありません。

こうしたことを考えると、医師会と厚労省は同じ船に乗っているわけです。自分たちの利益ばかりを追求しているのです。そして、そのツケは患者側に回されているということになります。

私がよく患者さんから聞くのは、たとえばこんな話です。

「毎月通っている病院があるのですが、今月の医療費が高すぎるので、おかしいなと思って診療明細書を確認すると、やってもいない検査項目が加算されていました」

また、勤務医からもこんな話を聞かされることがあります。

「うちの病院は事務局ぐるみで不正請求をしています」

前記したように、医療機関は２０１０年度の診療報酬改定により、領収書のほかに「診療明細書」の発行を義務づけられました。

しかし残念ながら、患者側がとくに要求しないと、項目がない簡易領収書を平気で出してくる病院がいまだにあります。そこで、病院では必ず明細書と領収書をもらうことを忘れないようにしてください。

悪徳医ほど紹介状を書くのを嫌がる

すでに述べたように、２０１６年４月から大病院にかかるためにはかかりつけ医による

「紹介状」がないと、高額な初診料を取られることになりました。また、大病院、個人病院を問わず、紹介状がないとなかなか診てもらえないという現実があります。

ところが、この紹介状を渋る、あるいは断る医者がいます。悪質なのは、「うちではあなたの病気の処置は設備がないのでできない。大病院に行ってください」と言うにもかかわらず、「紹介状をお願いします」と言うと、「厚かましい」と断られることです。

さらに悪質なのは、慢性疾患で定期的に通っている患者さんに対して、「あなたの病気はうちで十分にケアできます。紹介状を持って大病院に行かれてもやることは同じですよ」などと言う医者がいることです。

たとえば、軽度の糖尿病とか高血圧などは小さな病院でも診ることができます。こうした患者さんはリピーター患者、つまり病院にとって〝ドル箱〟なので、なんとかして引き止めようとするわけです。

実際のところ、「患者を離さない」というのが病院経営のイロハです。一度来た客は逃さないというわけです。しかし、それには限度があります。無理に引き止めるのは、明らかに医者のモラルに反しているからです。

プライマリーケアの原則から言えば、「紹介状を書いてあげてもっとよい専門医のところに行ってもらおう、そのほうが患者さんのためだ」というのが、本来医者のあるべき姿です。そうしないで、引き止めている間に、なにかあったら大変なことになるからです。

しかし、このような認識を持っている医者は少ないのです。しかも、医者は人いちばいプライドが高いので、紹介状というと、自分がバカにされたと思い込むのです。もちろん、ブラック病院、悪徳医には、端からモラルは存在しません。

悪徳医は患者引き止めを〝確信犯〟としてやっています。

紹介状を嫌がる医者は、よくこう自己弁護をします。

「医者にかぎらず、自分が面倒をみているお客さんが同業者のところへ行くというのを喜ぶ人間はいませんよ。とくに不信感からそう言われたら、誰でも嫌がると思います。その場合、紹介状を書くということは自分を否定されることになるので、そもそも無理です」

はたしてそうでしょうか？

私はこう考えています。

そもそも医療は患者さんのためにある。医者のためにあるわけではない。また、医者というのは、その見識、キャリア、技術、人格など、個々人みな違うのだから、患者はそのなかから自分に合った医者を選ぶ権利を持っている。

したがって、どんなケースでも遠慮せず、堂々と紹介状を書いてもらうことを申し出るべきです。その場合、紹介先が決まっていなくとも構わないのです。

医者が紹介状を断る理由はどこにもない

医者が書く紹介状というのは、一般的な意味での単なる紹介状ではありません。正確には、「診療情報提供書」と呼ばれるもので、医者がほかの医者へ患者を紹介する際に発行する書類のことにすぎません。ですから、患者さんの症状や診断・治療など、これまでの診療の総括と紹介の目的などを記載することになっています。

医者が紹介状を作成する場合は、次の二つのケースがあります。

(1) 患者が依頼したとき

(2) 医者がほかの病院で診てもらったほうが適切だと判断したとき

つまり、医者が紹介状を断る理由はどこにもないのです。しかも、紹介状を書くということは一つの診療行為であり、医者には1枚につきしかるべき診療報酬の収益が入ります。患者はその費用を負担することになっています。親切で書くわけではないのです。

だいたい、紹介状を渋る、あるいは書かないという医者は、患者を〝金ヅル〟としか思っていないか、プライドばかりが高いか、あるいは世間知らずの引きこもりタイプなのです。

ただ、患者をお客としてしか捉えていない医者のなかにも、親切で話をよく聞いてくれる医者もいます。それで、患者さんは「私の先生はいいお医者さん」と思うわけですが、はたしてそうでしょうか？

「よく話を聞いてくれる」が、表面的なポーズの場合もありえます。つまり、この医者は、接客営業のやり方をよく心得ているわけです。

このように、悪徳医、ブラック病院を見分けるのは難しいのですが、やはり言えることは、紹介状をためらわずに書いてくれる医者が、いい医者であることは間違いありません。私も医者であり、年間、数多くの紹介状を書きます。その場合、その病院で受けた検査、たとえば、内視鏡検査、心電図、血液検査などのデータを一緒に出して、紹介先の病院に提出することを勧めています。これらはCDなどに落とす実費がかかりますが、これがないと次の病院でまた同じ検査を受けることになります。それだけでも、医療費の無駄です。

「危ない病院」には共通した特徴がある

「間違いだらけの医者選び」というテーマで、私は全国各地で講演しています。そういう席で、よく参加者から聞かれるのは「どういう病院が危ないのですか?」ということです。

そこで、最近の傾向としてまず言えるのは、「ネットの書き込みはあてにならない」ということです。ネット時代のいま、ほとんどの患者さんは病院探し、医者探しにネット検索を活用しています。しかし、ネットの書き込みほどあてにならないものはありません。最近は、患者を装ったサクラの書き込みも多いからです。

医者の評判で信用していいのは、近所の信頼できる人の口コミか、医療関係者の間での評判だけです。その医者がどこの医学部の出身、以前にどこの病院で勤務していたかなどをチェックし、それをもとに関係者の話を聞き出せれば、それに越したことはありません。

それができなければ、たとえば、その病院に行ってみて、職員や看護師の態度を見ることも重要なポイントです。職員や看護師がてきぱきと仕事をしていれば、その病院の医者はある程度信頼できます。そもそも、職員や看護師に信頼されていない医者は、患者からも信頼されません。

最近は、経営が苦しいため「診療科目」をたくさん掲げている病院があります。日本の病院は、どんな看板を掲げてもいいことになっているので、患者数を増やしたいがために、やたらと多くの診療科目を掲げるのです。こうした病院では、専門外の医者に平気で患者の診療をさせています。ですから、患者さんは診察を受けたら必ず、その医者の専門がなんなのか聞き出すべきです。遠慮していてはいけません。

それから、医療費の節約を考えた場合、CTやMRIなどの検査をやたらと勧めてくる医者は歓迎すべきではありません。とくに「念のため」と言って、患者に検査を勧める医者は、疑ってかかるべきです。

検査というのは、84ページの**「コラム（1）」**で詳しく説明しますが、どれもかなりの費用がかかります。とくにCTやMRIなどの最新機器を使った検査は高額で、機器自体も高額です。

このような検査を病院経営の面から言うと、最新機器を導入した場合、減価償却が欠かせません。病院経営ばかりに頭がいっている医者は、導入した高額の最新機器を前に「どうしたら、早く元がとれるだろうか」と思っているわけで、そのために患者に不必要な「念のため」の検査を勧めるのです。

ただし、CTやMRIといった検査などは、入院患者に対して何度も行うと、診療報酬の上限を超えて赤字になってしまいます。これは、特定機能病院などの大病院では、入院医療費が包括評価制度になっていて、病名に対する報酬は定額だからです。しかし、外来で検査を行う場合は、基本的に、その都度医療費を請求できるようになっています。

CT検査による〝被曝〟と不必要な「人工透析」

じつは、CT検査が世界でいちばん多く行われているのがこの日本です。それは、日本のCT保有数が世界でいちばん多いからです。日本のCT保有数はOECDの2016年のデータによると1万3636台。2位のアメリカが1万3065台、3位のブラジルが3074台となっています。これを人口あたりで見ると、日本のCT保有数は100万人あたり107・1台で、OECD諸国の平均22・1台の4倍以上にも達しているのです。

そのため、日本の病院ではCTの減価償却のため、なにかというとCT検査が行われています。

ところが、CT検査には、〝被曝する〟という危険性が伴います。レントゲン検査も同じです。どちらも、X線という放射線を浴びるので、その人体への影響は回数を重ねれば重ねるほど大きくなります。

CT検査は、体を透過したX線の量をデータとして集めて、コンピューターで処理することによって体の断面画像を得るというものです。

CT検査で体を1回スキャンすると、その被曝量は部位や撮影手法によりますが、5〜30ミリシーベルトとされています。職業被曝の年間限度は50ミリシーベルトとされているので、1回のCT検査で数回スキャンするとしたら、その被曝量はかなりのものになるわけです。年間2回以上CT検査を受ければ、下手をすると職業被曝の年間限度をオーバーしてしまう可能性があります。つまり、医者の勧めるままにCT検査を何度も受けることは、自ら〝被曝〟しに行っていることになりかねません。

CT検査による被曝が、発がんリスクを高めることは、よく指摘されています。ですから、良心的な医者なら、そうたびたびCTを撮ることを勧めません。

アメリカでの調査によると、CT1回のスキャンの発がんリスクは、歯医者で歯のX線を1400回撮るのに等しいといいます。アメリカでは、CTよりもずっと放射線量の低い胸部X線（50マイクロシーベルト）でも、定期健診などで「妊婦や妊娠している可能性のある方は受けないように」という注意が促されます。

こうしたことを憂慮して、最近は日本でも、CT検査を自粛していこうとする動きが活発化しています。たとえば、CT検査やX線検査などの放射線検査の関連学会などでつくる団体は2015年4月18日、検査方法の統一基準を初めてまとめました。とはいえ、日本の多くの病院は、ほかの病院で撮ったCTで診察するのを嫌う傾向が強く、病院を代わるとまた新しくCTを撮らされることが多いのです。これは、血液検査などでも同じで、患者さんは病院を代わるたびに、また初めから検査を受けることになります。

ですから前述したように、紹介状を書いてもらったら、必ずそこの病院で行った検査結果もいっしょにもらいましょう。そうしないと、また一からやり直しで、医療費がかさむ一方になります。脳腫瘍など深刻な病状が疑われる場合には仕方がありませんが、そうでないなら、医者とよく話し合ってから検査に応じるべきです。

もう一つ、病院経営の面から見た場合、最近ひどいのが、糖尿病患者にしなくてもいい「人工透析」をする医者がいることです。これは、第4章で詳しく述べますが、糖尿病は血糖値の高さなどによって治療方法が決められていますが、じつを言うと、治療方法の判定は医者のさじ加減でどのようにもなるのです。それをいいことに、悪徳医は人工透析が必要でない軽い糖尿病の患者さんにもこれを行うわけです。人工透析患者は、病院にとって最高のリピーターだからです。

糖尿病は軽ければ、日常生活の指導で腎不全を予防できます。しかし、それでは儲からないので、CT検査の場合と同じように人工透析を勧めるのです。人工透析とまで行かなくとも、たとえば食欲不振と聞けばすぐに点滴するなど、医者が稼ぐ方法はけっこうあるのです。

健康診断、検診を受けると〝不健康〟になる

私は、健康診断や検診をあまり勧めていません。とくに健康状態がいい人が、こまめに

健康診断や検診を受けることを勧めていません。がん検診については章を改めて解説しますが、一般的に行われている健康診断や検診は、一部を除いてその有効性が証明されていないからです。

ならば、医療費の節約という面からも、たびたび検査を受けることは、医者を儲けさせるだけと思ったほうがいいでしょう。

84ページの**「コラム（1）」**では、「人間ドック」の費用についても詳述しますが、人間ドックほど費用対効果が怪しいものはありません。

受診者は〝健康維持〟のために受診しますが、じつは受診したためにほとんどの人が〝不健康〟になってしまうという現実があります。

日本人間ドック学会が調査したデータによると、２０１２年に人間ドックを受診した全国の約３１６万人のうち、全項目で「異常がなかった人」の割合はたったの７・２％です。つまり、92・8％の人がなんらかの「異常がある」ということになってしまったのです。

もしこれを〝不健康〟と呼ぶなら、なんと日本人の10人中９人が不健康ということになります。とすると、こうした人は、その後なんらかの治療を受けることになります。

これを、医療側から見るとどうなるでしょうか？

人間ドックや検診は、労せずして患者をつくり出せるということになります。

なぜこんなことになるのでしょうか？

それは、検査項目が多岐にわたり、個々の細かい検査において〝疑わしいもの〟はすべて「×」としてしまうことにあります。また、血圧、血糖値などの基準値の上限と下限をコロコロ変えてきたからです。

日本人間ドック協会の調査は１９８４年から始まっています。このとき全項目で「異常がなかった人」の割合は、29・８％でした。それが、前記した２０１２年の調査では７・２％に減っています。約30年間で、日本人がどんどん不健康になったなどということが考えられますか？　つまり、細かい検査と基準値の改定により、これまでひっかからなかった〝健康な人〟が〝不健康な人〟になってしまったのです。

じつは、このことを医者自身はよく知っています。医師・医療従事者向け情報サービス「ケアネット」が２０１３年3月15日に実施した、医師を対象にした健康診断や人間ドック、医療機関の受診状況調査によると、健康診断・人間ドックを「毎回必ず受けている」と回答した医師は68・７％、「受けないことがある」は19・３％で、「毎回受けない」は12・０％となっていました。毎回は受けない医者が30％以上もいたのです。

そこで、なぜ彼らは健診や人間ドックを受けないのだろうかと回答を見てみると、40歳代では「忙しいから」が72・7％に上っていましたが、「自分の健康状態は自分でわかっていると思うから」という医師が60歳以上で21・4％いました。自分が健康かどうかは自分がいちばんよく知っているわけです。

なんらかの変調を来さなければ、むやみに病院に行くべきではありません。

欧米人はあまり病院に行かず、健診も受けない

欧米と日本の医療が決定的に違うのは、欧米人が日本人のようにすぐに病院に行かないということです。とくに、ちょっとした風邪の症状、咳や鼻水が出る、あるいは熱が出た程度では、十分に休養を取るなどして治します。すぐに病院に行って検査を受け、クスリをもらうということをしません。

これは、国によって保険制度が違うこともあります。とくに、アメリカのように民間保険が主流の国だと、医療費の自己負担額が大きいため、日本のようにすぐに医者にかかるというようなことはしません。健康診断や各種検診も同じです。

ただし、これは医療費が高いからという理由だけでなく、その有効性が証明されていないからです。国も定期的な健康診断の受診を積極的に奨励していません。

たとえば、高血圧の基準値というものは、日本でもアメリカでも、これまで何度も改定

されてきました。日本では２０１４年４月に日本人間ドック学会と健康保険組合連合会が発表した「健康・新基準」が、その後、医者や受診者に大きな混乱をもたらしました。それまでの高血圧の基準値は「上が１４０」（日本高血圧学会）でしたが、このときから「上が１４７」になったのです。すると、それまで上が１４０を超えていたので降圧剤を処方されていた人が、上が１４７未満なら飲まなくてよくなってしまいました。

こんないい加減なことがあるでしょうか？

アメリカでは日本に先駆けて、２０１３年末に、医療基準などを研究・策定するアメリカ共同国内委員会が、高血圧の基準値を緩和する新指針を発表しました。それまでの指針では、60歳以上なら「上が１４０、下が90」を超えれば降圧剤などによる治療が必要とされてきました。ところが新指針では、「上が１５０」（下はそのまま）に緩和されたのです。

このように、健康診断による基準値というものは、信頼に足るものではないのです。そのせいか、欧米人は、日本人のように、自分の血圧値や血糖値など、細かく知っている人はほとんどいません。

現在、日本では70歳以上の方の降圧剤服用率はなんと51・５％にも達しています。また、日本における降圧剤の年間消費額は１兆円規模になっています。厚労省によると、高血圧症の患者数は２０１４年に１０００万人を突破しています。少なく見積もっても、このうちの半分の方に降圧剤は必要がないと思われます。なぜなら、たとえば血圧140を超えた人に降圧剤を投与して基準値まで下げたとしても、心筋梗塞などの発症率は変わらないというデータが、すでにあるからです。

このようなことから言えるのは、健康診断を受けても、自分の数値が治療すべきものなのかどうかを医者とよく相談すること。とくにすぐにクスリを出そうとする医者には、「なぜ出すのか?」を納得するまで聞くことでしょう。

そうしないと医療費はかさむ一方になります。

しかも、いまではIT技術が進んだため、血圧や血糖値などは、簡易測定器があるので、簡単に家庭で測ることができます。これには、医療費がかかりません。もう医者に行く必要はないのです。その先端を行くのが「ヘルステック」という名前でひとくくりに呼ばれる「IT医療」です。

「スマホ診療」が進むと医者はいらなくなる

最近の医者たちの話題は、もっぱら猛スピードで進む「IT医療」です。IT技術がいよいよ医療現場に本格的に導入されてきたため、自分たち(医者)はどうなっていくのかと不安になっているからです。

もう多くの人が、「スマホ診療」とか「ポケットドクター」「遠隔診療」という言葉を耳にしたことがあると思います。これらはいずれも、ＩＴによる医療サービスを表しています。

前記した「ヘルステック」というのは、「ヘルスケア（健康管理）」と「テクノロジー（技術）」との合成語です。「ヘルステック」では、タブレット端末やスマホなどを使って医療や健康管理サービスが提供されます。

たとえば、スマホによって自宅にいながら医者の診断を受ける「スマホ診療」では、患者さんは専用アプリをインストールしたスマホやタブレット端末により、内蔵カメラで顔色や患部の映像および血圧、血糖値などのデータを送ります。そうすると、医者はそれを見ながら診断を下し、投薬を指示したり、来院での診察を指示したりするわけです。

在宅医療では、この方法はとくに有効です。在宅患者の自宅に患者撮影カメラを設置し、血圧や脈拍、血糖値などの検査器を渡し、そのデータを定期的に病院に送信してもらうのです。そうすれば、訪問診療をすべきかどうか、どんな医療措置をすればいいかなどを的確に判断できます。この判断は、将来的には医師でなくＡＩ（人工知能）でも可能になるとされています。つまり、よほどのことでなければ、もう病院に行く必要はなく、「遠隔診療」ですむのです。

すでにアメリカでは、多数の遠隔診療サービスが誕生しています。

たとえば、小型の個人用デジタル聴診器とデジタル体温計などをスマホに接続します。こうすることで、心音、肺音、体温などという基本的なデータがスマホ上およびクラウド上に記録されます。これを医師が常時チェックし、遠隔診療サービスを実施するというかたちのベンチャーサービスの会社がすでに営業を開始しています。

また、このような遠隔診療に仮想現実(Virtual Reality:VR)の技術を組み合わせた〝3D(3次元)遠隔診療〟も実用化されようとしています。VRを使うと、手術シミュレーションや遠隔手術も可能になります。ということは、AIがさらに発達すれば、ロボットによるVR手術も可能になるわけです。

将来的には外来診察の7割が不要になる

このようなヘルステックに関しては、日本は大幅に遅れていました。ところが、厚労省が2015年8月に遠隔診療の事実上の〝解禁通達〟を出したため、状況が一変しました。厚労省は従来「診療は医師の直接対面が基本」として、遠隔診療は離島やへき地、慢性疾患などでの例外と位置付けてきたのですが、「離島やへき地などは例示であって限定ではない」としたのです。

その結果、ネットで医療情報サービスを展開するベンチャー企業が相次いで誕生、2016年4月からは、本格的なサービスが始まっています。

というわけで、医者たちは不安がっているわけです。

「たしかに便利で患者にとってはいいことだと思うが、診察は対面診療が基本だ。なんでスマホでいいのか。本当にAIが診断するようになったら、医師免許はどうなるのか」

などと言い出しているのです。

現在の内科医の診察は、患者の顔色を見たり、症状を聞いたりしながら、検査数値を見たりするだけですから、これは将来的にはAIが簡単に代用できてしまいます。

IT化が進めば、ロボットが人間の仕事を奪うとされていますが、ついに医者の仕事までロボットに奪われるというわけです。

しかし、これは患者にとっては大変な朗報です。医療費も大幅に節約できるからです。

こうしたIT医療の進展に、いまの診療報酬制度はまったく追いついていません。

現在、テレビ電話による診察で医療機関が得る報酬は、原則的に電話再診料（720円）のみです。これは、対面診療ではほかにもいろいろな診療報酬が得られることに比べると、医者の減収を意味します。そこで、厚労省は遠隔診療の診療報酬を引き上げようとしています。

しかし、さらにＩＴ技術が進めば、「将来的には外来診察の7割が不要になる」と推測（米国医師会）されています。

いつでもどこでも医療サービスが受けられる時代がやってきたわけです。こういう観点からも、私たちは医療費についてもっと考える必要があるでしょう。

コラム（1）

「人間ドック」と「各種検査」の値段

■「人間ドック」を受けるか受けないかは任意

現在、多くの人が「人間ドック」を受けていますが、その仕組みと費用に関しては意外と知られていないようです。そこで、ここでは、人間ドックについて解説します。

まず知っておいてほしいのは、健康診断が労働安全衛生法で1年ごとに1回以上、定期的に行うことが義務付けられているのに対して、人間ドックには法的な義務がないということです。

つまり、受診するのは任意であり、保険は適用されません。そのため、全額自己負担になるので料金は高くなります。この辺の判断をどうするかですが、私としては健康な方が人間ドックをたびたび受けることは、検査の有効性、費用の面から見てあまりお勧めできません。それが会社などで行われている定期健診とそう変わらないものなら、とくにそうです。

というのは、第2章で触れたように、人間ドックというのは、病院側にとっては〝ドル箱〟だからです。なにしろ、病気でない人が来てくれるわけです。こんなことは、ほかのビジネスでは考えられません。本来ニーズがないのに、サービスを提供でき、その売り上げが入ってくるのです。

毎年、同じ病院で同じ内容のドックを受けている方がいますが、こういう方は、まさに最上の〝お客さん〟と言ってもいいでしょう。

そこで、受ける場合は、各々の検査でなにが調べられるかを吟味するべきです。

まず、人間ドックの検査には、大きく分けて、「基礎ドック」と「専門ドック」の二つがあることを知ってください。

基礎ドックは、いわゆる会社などで行われている健康診断の検査項目をより詳細に調べるものです。主に生活習慣病に関する検査が行われます。これに対して、専門ドックでは、個別の検査項目をオプションで選ぶようになっています。心臓、脳に特化した心臓ドック、脳ドック。肺がん、大腸がんなどのがんドック。また、女性向けの子宮や卵巣などの検査を行うレディースドックなどがあります。

したがって、基礎ドックと専門ドックをどう組み合わせるかが問題となります。

■基礎ドックと専門ドックの値段を知ること

前記したように健康診断の場合、ほとんどが保険適用内での検査項目なので、その自己負担額は0～1万円です。しかし、人間ドックとなると、最低でも自己負担額は3万円を超えています。

一般的な基礎ドック（日帰り）の場合、都市部の大病院では、3万5000～5万円に設定しているところが多いようです。

以下、人間ドックの料金のおよその目安です。

・日帰り人間ドック――3万5000～5万円
・1泊2日コース――5万～7万円
・脳ドック――2万5000～5万円
・心臓ドック――2万5000～5万円
・PETコース――7万5000～15万円

仮に、基礎ドックの日帰りプランが4万円、

1泊2日の特別コースが6万円とした場合、これに専門ドックのオプションを加えると10万円を超えることも珍しくありません。

PETコースというのは「陽電子放射断層撮影法」による検査で、がんの早期発見にもっとも効果があるとして、人間ドックを行っている病院では50歳以上の受診者には必ず勧めています。

この検査は、特定の検査薬（FDG）を注射で人体に投与して行います。検査薬ががん細胞だけをマーキングするため、その後の画像診断で、がんを見つける可能性が高まります。

PET検診でよく発見されるがんは、甲状腺がんと肺がん。そのほか、食道がん、子宮がん、卵巣がん、悪性リンパ腫なども見つかります。しかし、このような早期発見が、本当に有効かどうかはわかりません。

というのは、早期発見がその後の手術に結びついても、受診者が検診を受けなかった人より生存率が高くなったというデータがないからです。

早期発見を否定するわけではありませんが、毎年、これらのオプションを受けていれば、医療費はかさむばかりです。「はじめに」で紹介したアメリカの「チュージング・ワイズリー」（無駄な医療費の撲滅運動）では、PET検診はあまり意味がないとされています。

では、どうしたらいいでしょうか？

費用負担を少しでも軽くするためには、公的補助を利用することに尽きます。とくに国民健康保険の方は、住んでいる自治体の助成金を受けることをお勧めします。

現在、多くの自治体が「人間ドック費用の一部助成制度」を持っています。資格者は、国保加入者で住民税を収めている35歳以上の人というのが一般的です。たいていの場合、助成金はかかった費用（上限がある）の半分に設定されています。ただし、適用は年に一度きりです。

■MRI検査、CT検査などの値段はいくら？

それでは、各種の個別検査の値段について見ていきましょう。およその値段を知り、必要かどうかを判断してください。

それぞれの検査で細かく診療報酬の点数が決められていますが、検査をすれば、ほかの診察料なども加わるので、これらを合算するとかなりの額になります。

［X線検査］

胸部のX線検査をすると、その診療報酬は、写真1回で「写真診断料85点＋デジタル撮影料68点＋電子画像管理加算57点＝210点＝2100円になります。1割負担だと210円、3割負担だと630円。2回の場合は、同一部位であれば、半分の点数を加算（電子画像管理加算除く）するので、「写真診断料128点＋デジタル撮影料102点＋電子画像管理加算57点＝287点＝2870円になります。1割負担だと287円、3割負担だと861円です。

［MRI検査］

MRI検査には、「単純MRI」と「造影MRI」があります。また、診療報酬の点数はMRIの機器によっても違い、単純MRIの点数は次のように決められています。

磁気共鳴コンピューター断層撮影（MRI撮影）（一連につき）

1．3テスラ以上の機器による場合：1600点

2．1・5テスラ以上3テスラ未満の機器による場合：1330点

3．1または2以外の場合：900点

（テスラとは磁力の大きさを表す単位で、数値が大きいほど、短い検査時間で質の高い画像を描出することができる）

造影剤を使った造影MRIになると、これに250点が加算されます（心臓MRI検査については300点加算）。検査後は画像を見るので、画像診断管理加算（70点もしくは180点）も加算されます。

これらのことを加味すると、単純MRIの診療総額は2万〜2万6000円、1割負担で2000〜2600円、3割負担で6000〜7800円となります。造影MRIの場合は、3万5000〜4万2000円が相場で、1割負担で3500〜4200円、3割負担で1万500〜1万2600円となります。

[CT検査]

CT検査も「単純」と「造影」があり、使用する機器によっても点数が異なっています。以下がその点数です。

コンピューター断層撮影（CT撮影）（一連につき）

1．CT撮影

（イ）64列以上のマルチスライス型の機器による場合：1000点

（ロ）16列以上64列未満のマルチスライス型の機器による場合：900点

（ハ）4列以上16列未満のマルチスライス型の機器による場合：750点

（ニ）イ、ロまたはハ以外の場合：560点

2．脳槽CT撮影（造影を含む）：2300点

（CT装置で人体を輪切り〈スライス〉にして撮影する。64列マルチスライスというのは、瞬時に64断面＝スライスを同時に撮影できるということ）

CTの場合も、MRIと同じく、撮影について造影剤を使用した場合は500点を所定点数に加算することになっています。そこで、実際にどれくらいかかるかを示すと、（イ）のケース

だと１０００点＝１万円に、初診なら初診料、画像診断やデジタル加算、フィルム代などが加わります。これで総額は１万２０００〜１万５０００円ほどになるので、１割負担なら１２００〜１５００円、３割負担なら３６００〜４５００円が目安の額です。

［超音波（エコー）検査］

腹部エコー検査の診療報酬点数は５３０点＝５３００円。したがって、１割負担で５３０円、３割負担で１５９０円です。これに、初診なら初診料、ほかの診察料などが加わるとして、３割負担なら３０００円が目安です。

なお、乳がんのエコー検査は、全額自己負担のケースが多く、およそ３５００〜５０００円、マンモグラフィだと５０００〜６０００円が目安になります。

［ＰＥＴ検診］

健康保険が適用された場合のＰＥＴ検診の費用は７万５０００円で、１割負担なら７５００円、３割負担なら２万２５００円。これに、診察代などが加算されるため、合計で３割負担なら３万５０００円が目安の額です。

がんの早期発見などの予防を目的としたＰＥＴ検診の場合は保険適用外のため、こちらは全額自己負担。現在、実施されているＰＥＴ検診は、スタンダードなものでおよそ10万円。ＣＴなどを組み合わせていくと十数万円になります。

第3章　「糖尿病」「高血圧」生活習慣病のお値段

実際に体験してわかった低血糖の症状

最近、つくづく思うことがあります。医者というものは、じつは患者さんのことを本当にはわかっていなかったということです。病気というのは患者になって初めて本当にわかる。そう思うようになったのです。

それは、私自身が次々に、病気を体験したからです。現在、私は何種類かの糖尿病のクスリと降圧剤を、毎日服用しています。そして、冠動脈にはいっときステントが入り、その後、動脈バイパス手術をして事なきを得て現在にいたっています。

私が糖尿病の気があるとされたのは、２００５年のこと。血糖値を検査したところ、HbA1c（ヘモグロビン・エイワンシー：過去1～2ヵ月の血糖の平均値）が7・2と基準値（6・2%未満が優、6・2～6・9%未満が良）を超えていたため、以来、血糖値を下げるために、「グリミクロン」（SU剤）を朝夕1錠、「エクア」（DPP-4阻害薬）を朝夕2錠、「メトグルコ」（メトホルミン）を毎食後3～6錠、飲み続けています。食生活も変え、炭水化物を摂りすぎないようにするため、夕食には米飯を控えてきました。

クスリを飲み始めて2、3ヵ月して血糖値は下がりました。しかし、服用を止めると上がるので、以来、クスリと血糖値の測定は欠かせなくなりました。糖尿病というのは、いわゆる一般的な病気ではなく、いったんなると治りません。生活習慣病というのはみなそうです。つまり、病気というより老化現象と言ったほうが的確です。

糖尿病の場合は、なんらかの原因でインスリンがつくられなくなり、その結果、血液中のブドウ糖の量が増えます。この血糖値が上がった状態が続くと、疲労感がとれなかったり、のどの渇きが頻繁になったりし、最終的には合併症（神経障害、網膜症、腎症）を起こします。また、動脈硬化から心筋梗塞や脳梗塞の危険性も高くなります。

そのため、クスリと食生活は非常に大事です。

ただ、糖尿病が怖いのは、高血糖ではなく低血糖です。低血糖になると、冷や汗をかいたり、目がかすんだりして集中力がなくなり、最後には言葉が出にくくなったり、呂律《ろれつ》が回らなくなったりします。意識を失い倒れる場合もあります。

低血糖が怖いというのは医者としての常識で、糖尿病患者さんにクスリを処方するとき、「下がり過ぎたら危険ですので十分注意してください」と言うことになっています。しかし、そうは言っても医者自身はマニュアルに沿って言っているだけで、低血糖になると、実際にどうなるかはわかっていないのです。

じつは、２０１５年５月、私は初めて低血糖の症状を体験しました。私は自分の体調と食事を常に手帳にメモしているのですが、それで確認すると、午後2時ごろ、なにか嫌な感じがし、気持ちが悪くなりました。うまく説明できないのですが、しゃべるのさえ嫌になりました。このとき、私が思ったのは「低血糖というのはこれなのか」です。それまでは医者の知識としてあったものが、初めて納得できたのです。

これと同じことが、２０１６年1月7日の午後7時ごろにも起こりました。このときは風呂に入ろうとして、足に力が入らなくなったのです。私は急いで簡易測定器で空腹時血糖値を測り、35 mg/dl と出たので、あわててチョコレート、クッキー、かた焼きそばを食べました。糖分を摂るためです。そうして約1時間後、血糖値は１９６ mg/dl まで回復しました（正常値は80～１３０mg/dl）。もしなにもしなかったら、そのまま意識を失ったかもしれず、かなり危なかったわけです。それ以降、低血糖を起こしやすい「グリミクロン」の服用を止めています。

糖尿病患者さんは、よく私と同じようなことを訴えます。しかし、その症状を聞いても医者に同じ体験がないと、医者は本当にはわかりません。私は自身で体験して、初めてそれがわかるようになったというわけです。

動脈バイパス手術を受けて事なきを得る

心臓についても同じです。

私が初めて胸がなにかに押されているような違和感を覚えたのは、57歳のとき、２００4年12月6日の朝方でした。左胸部が痛み、冷や汗が出たのです。このとき、これは心臓の血管になにか異変があると直感し、知己の心臓外科医・南淵明宏氏に連絡を取りました。彼は、心臓外科の世界では有名な凄腕の名医です。

「すぐ来てください」

と言われ、病院に駆けつけ、すぐにＣＴと心電図の検査を受けました。すると異常がないということでしたが、エコーを見ると左室が動いていないのです。

「これはステントを入れないとだめですね」

と、南淵医師。左冠動脈左前下行枝の一部が詰まっているというのです。

ステントというのは、ステンレススチールやコバルト合金などの金属でできているチューブで、これを血管に入れることで血流が回復します。こうして、緊急でステント挿入手術を受けたのです。

私が医学生のときに習ったのは、心疾患を起こすと「胸痛、圧迫感、奥歯の痛み、左肩痛」という症状が出るということでしたが、このときの私は、まさにこれに当てはまっていました。つまり、このときも自身で体験して、症状がどんなものか初めてわかったのです。これはどんな医者でもそうでしょう。いくら、症状がこうだと理解していても、机上の理解は体験にかないません。結局、病気というのは自分でなってみて初めてわかるものだと、痛感しました。

以来、私は、降圧剤の「ブロプレス」、「テノーミン」、「アムロジン」(カルシウム拮抗薬)、血液をサラサラにする「プラビックス」を服用し続けています。また、枕元には血圧計を置いて、いつでも測れるようにしてきました。

南淵医師は、「ステントを入れても、何年かすればまた動脈が詰まることがありますから、結局、バイパスが必要ですよ」と言いました。

そのときはそんなものかと思ったのですが、これもまた本当でした。

ステント挿入の手術を受けてから8年後、２０１２年12月22日の朝方、私は再び胸痛に襲われたのです。このときは背中にも痛みが出ました。それで再び南淵医師に連絡し、検査を受けると、冠動脈の根元のほうの90％が詰まっていました。このときは開胸して動脈バイパス手術を受け、事なきを得ました。約２週間入院して、お正月を病院のベッドで過ごしました。

私が医者になってから、43年あまり経ちます。

その間、いろいろな患者さんを診てきましたが、結局、私は患者さんの訴えを頭でわかっていただけでした。じつは医者はなにも知らない。そう痛感するようになりました。

そのため、年配の方に私が言いたいのは、歳を取ったら、自分の体が発するサインに謙虚になること。そして、できるなら同じような体験をしている医者のほうが、そのサインをわかってくれるということです。

歳を取るにつれて、若いときにはなかった変調が体に現れます。そのとき、私たちは初めて、いつまでも健康のままではいられないことに気づくのです。

生活習慣病は病気ではなく「老化現象」

というわけで、歳を取るにしたがい発症リスクが増す「生活習慣病」、とくに糖尿病と高血圧について、以下述べていきます。

まず私が言いたいのは、糖尿病のような生活習慣病というのは、いわゆる病気と捉えてはいけないということです。前記したように、これは老化現象です。

たとえば、風邪は病気です。風邪を引き起こすウイルスが粘膜から感染して炎症を起こすことで、くしゃみ、鼻水、のどの痛み、咳、たん、発熱といった症状が出ます。ですから、ウイルス感染が治れば治るわけです。

ところが、生活習慣病は、その名のとおり、日常の生活習慣が引き起こすもので、ある日突然、風邪のようにウイルス感染で起こるものではありません。生活習慣病と言えば、

「高血圧」「脂質異常症」「糖尿病」「肥満」の四つが代表的なものとされていますが、いずれも病気ではないので、症状が出たらもとの状態に戻すのは難しい。つまり、治らないのです。

老化は遅らせることはできるかもしれませんが、若返ることは不可能です。老化とは、簡単に言えば免疫力が低下していくことです。私たちが本来持っている「免疫力（自然治癒力）」は、加齢やストレスなどによって低下します。免疫力のピークは20歳前後と言われ、40歳からは下降線をたどっていきます。免疫力が低下すると、単純に疲れやすくなります。歳を取ると若いころとは違って、なにをするにもおっくうになりますが、これは免疫力が低下したからです。

ということは、生活習慣病になったら、その症状とどう折り合い、どう付き合っていくかが、いちばんの問題になります。

糖尿病では、私がいま服用しているグリミクロンやエクアのようなクスリを飲みますが、これは治すための薬ではありません。血糖値を下げるためのクスリです。同じく高血圧では降圧剤を服用しますが、これは文字どおり血圧を下げるためです。

これらのクスリは症状を抑えるだけで、ほかの病気のように、クスリを飲めば完治するわけではありません。ですから、服用に関しては注意が必要です。

このクスリの服用と効果については、次の第4章で詳しく述べます。

「生活習慣病」の医療費はかなりの高額

このように、生活習慣病は免疫力の低下が引き起こすので、症状が出たら、死ぬまでそれと付き合わなければなりません。つまり、かなりの医療費が長期間にわたってかかるわけです。これは、患者にとって大きな負担です。

そこでまず、主な生活習慣病の医療費がどれくらいかかるのか？　を示してみましょう。

次ページの【図表6】は、健康保険組合連合会のデータに基づく、生活習慣病の受診者1人あたりの医療費（年間）です。代表的な生活習慣病である糖尿病は、入院で51万36 84円、入院外で8万7673円もかかっています。そのほかの生活習慣病もみな高額な医療費がかかっています。もちろん、公的保険の3割負担や高額療養費などの公的補助制度を使えば、負担額は減ります。後述しますが、糖尿病の医療費の自己負担額は、制度を使えば月額1万～2万円ですみます。しかし、それでも月に1万円はかかるので、かなりの出費であるのは間違いありません。

内閣府が公表している「平成25年版高齢社会白書」によると、60歳以上の単身無職世帯

【図表6】生活習慣病受診者1人あたりの医療費(年間)

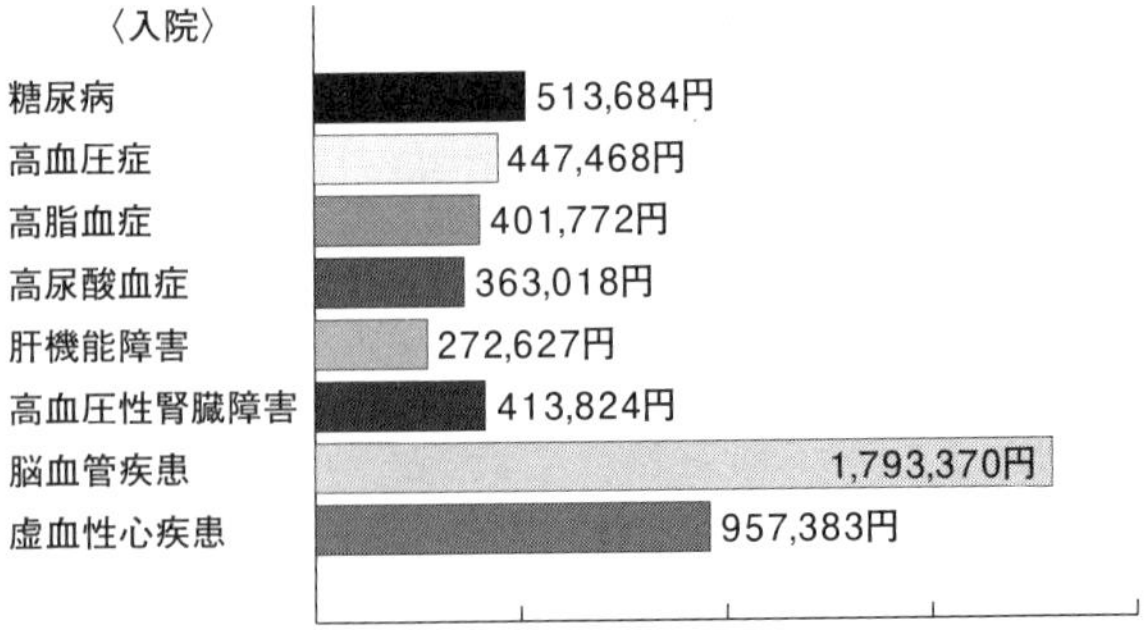

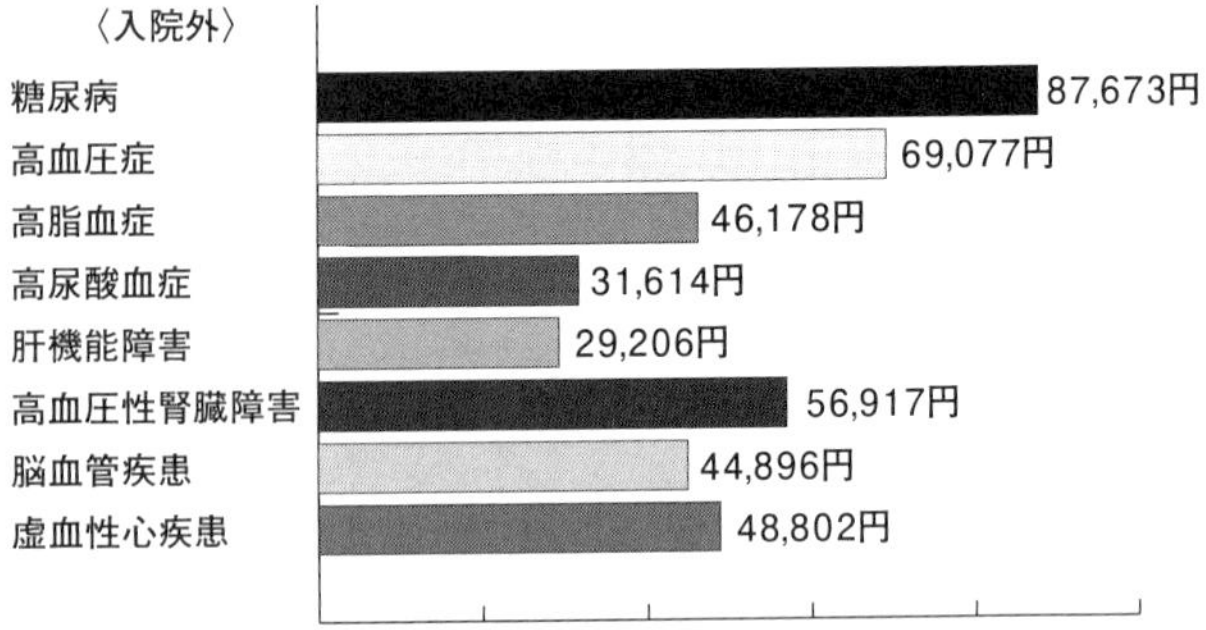

出典：「平成23年度　生活習慣病関連医療費の動向に関する調査分析報告」

の家計収支（２０１４年）は、支出の平均が15万３７２４円、収入は年金など10万３７６７円、そのほか８４４０円で、差し引き４万１５１７円の赤字となっています。つまり、年間で約50万円の赤字です。そして、これを埋め合わせているのが貯蓄です。

しかし、生活習慣病などで医療費がかかれば、この赤字幅は広がる一方になるわけです。そこで、生活習慣病になったら、いかに医療費を節約し、そのうえで症状の悪化を抑えていくかが大切になります。

糖尿病は食事・運動から治療をスタートさせる

それでは、生活習慣病をもっと具体的に見てみましょう。まず糖尿病ですが、その判定の基準となるのが、「空腹時血糖値」と「HbA1c」（ヘモグロビン・エイワンシー）です。

２０１４年４月に日本人間ドック学会と健康保険組合連合会が発表した新基準値では、空腹時血糖値（mg/dl）は、男性83〜１１４、女性78〜１０６となりました。これは以前の基準値と比べるとかなり緩いものだったため、糖尿病患者数が一時的に減りました。それまで糖尿病とされた患者が〝正常〟となったからです。つまり、基準値次第で患者はつくり出せるというわけです。第２章で、糖尿病の判定は「医者のさじ加減でどのようにもなる」と述べましたが、このような基準値の曖昧さがその根底にあります。

そこで、基準値をどのように考えるかですが、基準値というのはあくまでも「このくらいの数値なら問題ない」という見当にすぎないと思ってください。基準値を多少超えたからといって、すぐに治療が必要だということではないのです。

私が懇意にしている専門医はこう言います。

「基準値はあくまで目安です。問題は、この基準値だけでは、〝境界型〟を見落とす危険があるということです」

境界型というのは、いわゆる糖尿病予備軍のことです。境界型のときから糖尿病は進み、将来的な合併症につながるので、早期治療が大切と言われています。

「空腹時血糖値を見るときのポイントは〝110を超えたら注意〟ということです。私たちはこれを『110番』と呼んで、治療開始の目安にしています。ただし、ここですぐにクスリを出すような医者はいい医者とは言えません。この段階では予備軍ですから、食事と運動を組み合わせて血糖値が上がらないよう心がければいいと思います」

現在、糖尿病治療の現場では、インスリン分泌促進剤が使われていますが、これには低血糖のリスクがあります。私が服用しているSU剤は、とくにそのリスクが高いとされます。つまり、予備軍の段階ではリスクのあるクスリに頼らず、食事の量を少なめにして、食後の運動（と言ってもウォーキングで十分）を心がけるようにすればいいのです。単純に米飯を茶碗1杯食べていたのを7分目にするだけで血糖値は下がります。

糖尿病発症の平均年齢は60歳です。ということは、50歳代になったら、炭水化物の摂取量を少しずつ減らしていくことが望ましいのです。また、塩分を控えるのも糖尿病予防には有効です。ちなみに空腹時血糖値は、血液中の成分を測るため、食後4～5時間経ってから測ることになっています。

では、HbA1cはどうでしょうか？

HbA1c（％）は、赤血球のなかにあるヘモグロビンと糖がくっついたものの比率を測るので、食事の影響を受けません。したがって、糖尿病の判定には、こちらの数値のほうを重視する向きもあります。HbA1cの基準値は、男性で4・97～6・03、女性は年齢別に分けられ、30～44歳で4・83～5・83、45～64歳で4・96～6・03、65～80歳で5・11～6・20となっています。

この数値もまた、あくまで目安で、前出の専門医はこう言います。

「それ以上になったとしても必ずしも心配する必要はありません。とりあえずは、生活習慣を変えて糖尿病のリスクを軽減していくようにしたほうがいいでしょう」

要するに、数値が基準値を大幅に逸脱していない時点では、クスリや病院通いは必要ないということです。

ところが、この数値を厳密に適用して、クスリをどんどん出す医者がいます。後述しますが、人工透析が必要ない患者に人工透析をさせる悪徳医もいます。

歳を取れば血糖値は自然と上がるもので、それを放置しておけば糖尿病を発症します。その際、クスリを飲み始めることになるわけですが、最近では従来の治療法とはまったく違う治療法も登場しています。たとえば、胃を切って小さくし、小腸をつなぎ替える「バイパス手術」で血糖値が下がり、クスリを服用しなくてもよくなった例もあります。

IT医療に関しては第2章で述べましたが、糖尿病にも積極的に使われようとしています。たとえば、iPhoneによって、患者の血糖値を正確にコントロールできるデバイスの開発が行われています。これは、常にiPhoneが患者の血糖値を測定し、1日に注射するインスリンの量を計算できるというもの。こうした治療法の進化が、この先、糖尿病患者の負担を軽くしていくと思われます。

つまり、軽度の糖尿病は、クスリや通院治療を優先するよりも、日々の暮らしのなかで、食事や運動などによりご自身でコントロールしていくことが肝心なのです。

糖尿病の実際の治療費はどれくらいか？

とはいえ、症状が進めば、クスリやインスリン注射による治療が必要になってきます。

ではこの場合、医療費はどれくらいかかるでしょうか？

前掲の【図表6】（100ページ）にある「入院外」で年間8万7673円、「入院」で年間51万3684円を参考にして、考えてみます。もちろんこれは平均値で、高額療養費制度などの公的補助は含まれていません。

そのため、自己負担でどれくらいかかるかが患者にとってはもっとも問題になりますが、クスリによる薬物療法だけなら、それほどの負担とは言えません。ただ、もちろん、クスリの種類によっても異なるし、ジェネリック医薬品が使えればコストは下がります。それ以前に検査を受けることになるのですが、これは1万円以下、数千円と見ておけばいいと思います。ただし、インスリン注射が必要になってくると、その回数によって費用はかさんでいきます。

一度インスリン注射を打つようになると、生涯打ち続けなければならないと考える人も多いようですが、糖尿病には「I型糖尿病」「II型糖尿病」があって、II型の場合は打ち続ける必要はありません。

I型糖尿病というのは、子供や若い人に発症例が多く、膵臓のβ細胞が壊れてしまったためにインスリンがまったく分泌されなくなってしまうというものです。こうなると、インスリンを体外から補給しないと生命が維持できなくなってしまいます。

これに対してⅡ型糖尿病というのは、肥満・運動不足・ストレスなどをきっかけに発症し、インスリンの分泌が少なくなるというものです。日本人の糖尿病患者の9割がこのタイプです。

したがって、Ⅱ型の場合は、膵臓を休ませる目的でインスリン注射を行い、その間、衰弱した膵臓の機能回復を待つことになります。そうすると、膵臓が再びインスリンを分泌できるようになる可能性があるわけです。

いずれにしても、インスリン注射が必要になった患者さんの月額負担は、3割負担としても月額で1万～2万円はかかります。

さらに糖尿病が進行すると、人工透析が必要になってきます。この場合は、実費で月額数十万円になりますが、高額療養費制度やそのほかの公的補助が使えるので、自己負担はなんとか1万～2万円で収まります。また、透析患者は、身体障害1級に該当するため、申請して認定されれば、自己負担額がゼロ、各種助成も受けられます。

医薬品メーカーの日本イーライリリーが2012年に糖尿病患者を対象に実施した調査があります。それによると、「Ⅱ型糖尿病で経口血糖降下薬だけを利用している患者」の月間治療費（自己負担額）は、5000円以下が全体の47・5％、5001～1万円は45・5％になっています。

一方、「インスリン治療をしているⅠ型・Ⅱ型の患者」は、約57％の人が毎月1万円以上を負担しています。つまり、インスリン治療が必要な糖尿病になったら、最低月1万〜2万円を覚悟することになります。**【図表6】**に示したように、入院外の糖尿病の年間医療費は平均8万7673円ですが、ここにはⅠ型・Ⅱ型の患者さんすべてが含まれるので、症状が進んだ場合は、年間最低12万〜24万円を覚悟することになります。

人工透析を受けると外来で年約480万円

糖尿病が慢性化した場合、最終的に怖いのが「腎不全」になってしまうことです。腎不全とは、腎臓の働きが悪くなった状態の総称で、悪化すると生命に危険が及びます。

糖尿病のメカニズムを簡単に解説すると、糖尿病が進むと、インスリンを分泌する膵臓のβ細胞が死んでいきます。そうすると、インスリンの量が足りなくなるため、腎不全が起こるのです。腎臓には、血液の老廃物をろ過し老廃物を尿として体外へ排出する機能がありますが、腎不全になるとこれが機能しなくなり、体内の老廃物を尿中に排出できなくなります。そうなると、体中にむくみが現れたり、血圧が高くなったり、貧血を起こしたりします。この状態を放置していると、最終的に尿毒症を起こして死にいたってしまうのです。

つまり、インスリンの分泌量を適正に保つことは非常に大切です。そのため、糖尿病が進行して腎不全が慢性化してきた場合は、最終的に人工透析を受けなければならなくなります。その意味で、人工透析は画期的な療法で、これまで多くの患者さんの命を救ってきています。人工透析では、体のなかにたまった尿毒素が捨てられ、体に不足している物質が補われます。

しかし、人工透析は患者さんにとっては大きな負担で、1日おきに病院に行かなければならなくなります。そして、透析には4〜5時間かかります。透析療法には「血液透析療法」と「腹膜透析療法」があり、最近では在宅でできる腹膜透析療法も行われるようになっていますが、では、人工透析の治療費はどれくらいかかるのでしょうか？

通常の外来治療の場合は、1ヵ月約40万円、年間で約480万円。入院治療の場合は、1ヵ月約100万円で、年間約1200万円とされています。

もちろんこれは総額ですから、この場合も高額療養費制度を含めた公的補助を使うと、透析患者は「特定疾病」の認定を受けられるので、この制度によって自己負担額は大幅に軽減されます。

長期にわたり高額な治療費が必要となる疾病を「特定疾病」と呼び、特定疾病に係る高額療養費支給特例として現在三つの疾病がその対象となっています。「人工腎臓を実施している（透析療法のこと）慢性腎不全」「血友病」「抗ウイルス剤を投入している後天性免疫不全症候群（ＡＩＤＳ）」の三つです。

したがって、透析患者は、「特定疾病療養受療証」という証明書を提示することで、１ヵ月の窓口負担額が、70歳未満で報酬月額53万円未満の人と70歳以上の人は１万円、70歳未満で報酬月額53万円以上の人は２万円ですむのです。

さらに、前述のように自己負担をゼロとすることは可能です。

透析患者は病院にとって〝定期預金〟

さて、医者の私から見ると、この人工透析には大きな問題があります。それは、じつはしなくてもいい人工透析をさせられている患者さんが増えているという現実です。

じつは、日本は「人工透析天国」（患者さんにとっては「地獄」）といっていい状況にあり、現在、人工透析を受けている患者は32万人以上にも上っています。この数は、人口比から見て諸外国に比べるとあまりにも多いのです。

日本透析医学会の「慢性透析患者に関する基礎集計２０１４」によると、透析患者数は年々増加しています。日本で透析治療が始まった１９６８年は２１５名でしたが、２０１１年末に初めて30万人を超えました。そして、２０１４年末には32万人に達したのです。

これは、日本の全人口に対する比率で見ると、なんと国民396・5人に1人が透析療法を受けていることになります。また、男性患者は女性の約2倍、男女とも患者は60歳から84歳で多くなっているのです。

前記したように、人工透析の診療報酬の点数は高く、かなりの高額です。たとえば、「慢性維持透析」を行った場合、4時間未満の場合は2010点、4時間以上5時間未満の場合は2175点、5時間以上の場合は2310点となっています。これをほぼ1日おきに行えるのですから、病院にとっては本当に〝いいお客さん〟です。

また、通院患者は1人年平均約480万円を落とすのですから、こういう患者が1人でも多ければ、病院経営に大きく貢献します。しかも、透析患者は、透析をやめれば死に至るので〝永遠のリピーター〟です。

そのため、本当に人工透析が必要かどうかを吟味せずに、透析患者として認定してしまうケースが後を絶たないのです。これが、人工透析患者32万人と世界でも有数の多さの本当の原因と言っても過言ではありません。

ある都内の病院の医師が、こう打ち明けます。

「うちの病院では、透析患者さんのことを〝定期預金〟と呼んでいます。理事長は『透析患者は〝固定収入〟で〝定期預金〟と同じだから、もっと増やせ』と医者に指示しています」

そもそも現在の人工透析の基準自体が曖昧なので、こういうことが起こるのです。人工透析が必要かどうかは、腎機能、臨床症状、日常生活の障害の程度を点数化して判定します。この点数が合計60点以上なら、人工透析が必要とされるのです。しかし、日常生活の障害の程度というのは、医者のさじ加減でどのようにも評価できます。

だから、人工透析をしなくても日常生活の指導で腎不全を予防できる患者さんに対しても、人工透析を行ってしまうわけです。

必要もないのに、人工透析患者にされてしまった患者さんは、はたしてどれだけいるでしょうか？　そのために、どれだけ無駄なおカネを使っているかを考えてください。

こうした事態を防ぐには、人工透析が必要と診断されたら、必ず「セカンドオピニオン」を受けることです。医者の言うことを鵜呑みにせず、別の医者を訪ね、アドバイスをもらうことです。

究極の根治治療「腎臓移植手術」の値段

ところで、腎不全の究極の治療法は、「腎臓移植手術」です。これが末期腎不全の唯一の根治《こんち》治療と言えるものなのですが、これは現在、順番待ち状態です。前記した透析患者

32万人のうち約1万3000人が献腎移植の登録をして、それを待っている状態です。しかし、提供される腎臓は少なく、希望がかなえられる人は年間1500人ほどとなっています。

そこで、高額手術のサンプルとして、この腎臓移植手術の費用を示してみたいと思います。腎臓移植手術と聞くと、多くの人は「何百万円もかかる」と思われるようですが、これはまったくの思い違いです。じつは、人工透析と同じ程度の自己負担しかかからないことになっています。というのは、これもまた自己負担が抑えられる数々の制度があるからです。

では順を追って説明します。

生体腎移植の場合、手術料金のみで約60万円。これに、移植手術前の透析、麻酔の費用、薬剤費、検査料、入院基本料などがかかるので、移植のために入院した月には、医療費として約400万円はかかります。さらに、ABO不適合腎移植など特殊な医療をしたり、血漿交換など高額な処置が追加されたりすれば、500万円以上になるケースもありえます。これに加えて、術後は免疫抑制剤を服用しなければならないので、これが1カプセル約1000円。毎日5カプセル服用すると1日5000円。1ヵ月で15万円かかることになります。もちろん1種類のみ服用するわけではないので、クスリ代だけで数十万円かかるわけです。

とすると、誰もが計算するのが、公的保険の1〜3割自己負担ですが、仮に500万円かかったとしても50万〜150万円ということになります。また、高額療養費制度があるので、月の負担は8万円ほどですむわけです。

しかし、実際には透析患者の多くは身体障害者一級を有し、「重度心身障害者医療費助成制度」が適用となっています。また、腎臓機能障害で「身体障害者手帳」を持っている人に対しては、透析療法および腎移植医療に対して「自立支援医療」（更生医療）が適用となります。

これらの制度については厚労省のホームページなどを見ていただくとして、ここでは詳述しませんが、こうした制度を使えば、実際の負担額は1万円ということもあるのです。

患者さんの収入に応じて負担額には差がありますが、総じて移植を受けた月は数万円の負担額ですむように、日本の保険制度は設計されています。これは、患者には素晴らしいことですが、この制度がいつまでも続く保証はありません。

高血圧の治療と降圧剤にかかる費用

「高血圧は万病のもと！　場合によって死に直結します」と、多くの医者が口にします。

そして、血圧が高いと判定されると、「血圧を下げるクスリを出しますので、それでしばらく様子を見ましょう」というケースが圧倒的に多いのです。

しかし、血圧が正常値より若干高めでも、前記したように病気ではありません。歳を取れば血圧は自然と上がるものです。

ただし、上がりすぎた状態を放置していると、動脈硬化を促進し、脳卒中や心疾患、あるいは慢性腎臓病などの重大な疾患につながる恐れがあります。だから、医者は「このまま放置しておくことは危険です」と言って、降圧剤を出すのです。

私の場合、前述したように、現在、降圧剤のブロプレス、テノーミンなどを飲んでいますが、バイパス手術を受ける前までは、多少血圧が高くとも降圧剤を服用していませんでした。

それは、とくに異常な数値でないかぎり、それほど心配はいらない。むしろ、心配しすぎてすぐにクスリに頼ってしまうほうがまずいと考えていたからです。

血圧の基準値は、2014年4月、日本人間ドック学会と健康保険組合連合会が公表した新基準値では、「上は147mmHgまで、下は94mmHgまで」となっています。したがって、この範囲に収まっていれば数値的には〝正常〟ということになります。ただし、正常の意味するところは、文字どおりの正常ではなく「現時点でその数値の人は健康である割合が高い」というぐらいのことです。

だから、上が147を少々超えたからと言って、医師の指示通り降圧剤を飲む必要は必ずしもありません。150とか160ぐらいまでは、私としては、食生活を変えたり、適度な運動をしたりと生活習慣を改善したほうがよほどいいと思っています。問題は、そうしても数値の高さが慢性化してなかなか下がらない場合だけでしょう。そういった場合は、やはり降圧剤に頼るしかありません。

ただし、降圧剤は単に「これ以上血圧が上がらないようにするためのクスリ」で、高血圧体質そのものは治りません。

高血圧患者さんに多いのは、降圧剤を服用して数値が下がり出し、体調もよくなると、「クスリが効いた」と思って服用を止めてしまうことです。そうすると、また数値が上がるわけで、結局、一生クスリに頼る生活になってしまいます。

血圧の基準値については、一般の方がぜひ目安にしてほしいのは「90＋年齢」という基本数値です。私が医者になってからは、ずっとこれを目安として高血圧の治療が行われてきました。これはいまでも有効な基準なので、血圧を見るときは常にこの「90＋年齢」を頭のなかに入れておいてほしいと思います。つまり、50歳なら140、60歳なら150、70歳なら160までは高血圧だとははっきり言えないということです。

それでは、高血圧になったとき、医療費はどれくらいかかるのでしょうか？

ここでも【図表6】を参考にしますが、入院外の高血圧症の年間医療費の平均は6万9077円となっています。このうちの半分以上がクスリ代と考えていいでしょう。

高血圧症患者に投薬される降圧剤で代表的なのが、アンジオテンシンⅡ受容体拮抗薬、ブロプレス、テノーミン、アムロジンなどですが、これらのクスリの診療報酬の点数はだいたい1錠30点＝300円ほどです。そこで3割負担として100円で計算してみると、1日1錠服用して1ヵ月続けると3000円ということになります。1年間で3万6500円です。これは1錠の場合ですので、2錠、3錠となると、クスリ代も2倍、3倍になります。また、通院すれば、診察料や検査料もかかるので、高血圧症の年間医療費の平均6万9077円は、あくまで目安と考えたほうがいいでしょう。

厚労省のデータによると、65歳以上の高齢者が使う医療費の32・6％を高血圧とその合併症（虚血性心疾患・脳血管疾患など）の治療費が占めています。

なお、こうした高血圧や糖尿病のクスリを含めた「クスリ」全般の問題点に関しては、次の第4章で詳述します。

コラム(2)

歯にかかる医療費と歯科治療の問題点

■健康生活のためには最低20本は必要

「生きることは食べること」とよく言われますが、食べるためには、第一に歯が健康でなければなりません。

ところが、歯は歳を取るにしたがって抜けていき、次第に本数が少なくなっていくのです。ですから、歯科の治療費も歳を取るにしたがいそれなりにかかっていきます。とくに、インプラントのようなほぼ保険適用外の治療を受ければ、かなりの額のおカネが必要になります。

そこで、このコラムでは歯科全般について述べますが、歯は私の専門外なので、私に代わって懇意にしている歯科医・飯山浩靖氏（医療法人ハッピースマイルいいやま歯科医院院長）に概説してもらいます。

「健康的な食生活を維持するためには、自分の歯を最低でも20本は持っていることが必要です。20本を割り込むと急に衰え、老化が一気に進みます。歯というのは加齢とともに抜けやすくなっていくからです。

日本人の年齢別の歯の平均本数は、50歳で24・8本、55歳で23・6本、60歳で21・3本、65歳で18・3本、70歳で15・2本、75歳で10・7本、80歳で8・9本というデータがあります。つまり65歳になると、最低限必要とされる20本を割り込んでしまい、75歳になると、なんと10本にまで減ってしまうのです。

そうなると、ほとんどの人が入れ歯をするかインプラントをするしか選択肢がなくなります。ですので、最近の歯科医は予防治療に力を入れ、歯の寿命をどう延ばすかに取り組んでいます」

歯が虫歯になったり、抜け出したりしてからでは手遅れと、飯山歯科医は言うのです。

「歯の寿命の最大の敵は歯周病です。歯周病は40歳を超えるとかかりやすくなります。そこで、歯医者に定期的に行き、ブラッシング指導を受けたり、歯のクリーニングをしてもらったりすることが重要になります。歯医者が一般の医者と違う点は、病気になってから行くのではなく、いまや散髪や美容院と同じように定期的に行くところと思っていただいていいと思います。もちろん、虫歯になったらすぐ治療することは言うまでもありません」

■歯周病検査と歯石取りで2030円かかる

では、歯医者に行ったとき、一般的な治療でかかる医療費はどれくらいでしょうか？

歯医者もまた診療報酬制度により、診察料は点数制になっています。歯医者の診療報酬は、「基本診療料」と「特掲診療料」の二つに分かれています。基本診療料とは、初診料や再診料などのことを言い、これは歯医者にかかれば誰もが支払う基本料金です。これに対して、特掲診療料は、レントゲン撮影や歯石取り、麻酔、抜歯などの個別の診察料です。これらは、それぞれの処置や治療内容により、点数が細かく定められています。

それでは、例として、歯周病検査と歯石取りを行った場合にいくら払うかを、診療報酬をもとに計算すると次のようになります。

・初診料：234点

・下顎の歯石取り（スケーリング）：66点＋38点×2＝142点
・歯周基本検査（20歯以上）：200点
・歯科疾患管理料：100点
・合計：676点
・676×10円＝6760円

このように、676点＝6760円となりますが、実際には健康保険の3割負担なら6760円×0・3＝2028円。1円単位の端数は四捨五入で切り上げるので2030円です。なお、再診料は45点＝450円となっています。

■過当競争で「商売に走る」歯医者が激増

現在、歯科医院は全国に約6・8万軒あるとされ、コンビニの約5・3万軒を大きく上回っています。つまり、完全な過当競争状態です。

そのため、患者（お客）に対するサービスが非常によくなっている反面、患者のことを考えない治療が横行しています。歯医者は一にも二にも技術です。

以下、現在の歯科治療の問題点を飯山歯科医の話を基にしてまとめたので、歯医者選びの参考にしてください。

（1）虫歯を「治さない治療」が横行

歯医者と言えば虫歯治療ですが、これをわざと雑に行う悪徳歯科医がいます。虫歯治療を「う蝕《しょく》治療」と呼び、う蝕治療では、細菌が侵入している象牙質（感染歯質）を削ることになります。ところが、これを残すと、う蝕は再発します。そしてさらに、細菌は歯髄へ侵入して歯髄炎を起こします。すると、抜髄など根管治療を行う必要性が派生します。つまり、感染歯質の取り残しという「治さない治療」をすれば、患者は何度も通うことになり、診療報酬を多く得られるというわけです。こんな歯医者に行ってはいけません。

(2) 1回ですむ治療を何回かに分ける

虫歯で何回も歯医者に通うのは日本だけと言われています。現在は、1回だけですむ治療もあるのに、たいていの場合、数回は通うことになります。もちろん、削って詰めるだけの浅い虫歯なら、1回ですみますが、虫歯が深くて、削ったあと痛みが出ないことを確認するために、2回から3回は通うことになります。虫歯が深すぎて神経を取る場合は、三つのこと、「神経を取る」「消毒する」「クスリを詰める」をするため、長くなって5~10回も通うようになっています。歯は削ったらそれで終わりです。ですから、なるべく削らず、治療が的確で早い歯医者を選ぶべきです。

(3) もっとも普及している「銀歯」治療の問題点

詰め歯といえば、日本では長らく銀歯が主流でしたが、これには大きな欠点があります。外れたり、銀歯の隙間から細菌が入って再び虫歯になったりするからです。また、昔は銀歯が外れないように歯を大きく削っていました。歯は削れば削るほど寿命が短くなります。そこで、銀歯よりセラミックが使われるようになりました。セラミックは再発や金属アレルギーにかかるリスクが減らせるからです。また、コンポジットレジン(レジン)というプラスチックの材質も開発されました。しかし、歯を極力削らずにすむレジンは、診療報酬が銀歯(618点、大臼歯1本の場合)の半分以下のため、やりたがらない歯科医が多いのです。また、セラミックの場合はほぼ保険適用外なので、こちらは1本5万~10万円かかります。

■インプラントではトラブル続出

保険適用外のインプラントは、世間で言われているほど優れた治療法ではありません。確かに効果はありますが、どちらかというと、歯科医のビジネスという面が強い治療法です。したがって、儲け主義の歯科医、下手な歯科医にかかると、トラブルが多くなります。

インプラントのトラブルは、手術中に起こるもの、手術直後に起こるもの、手術後しばらくして起こるもの、数年以上経過してから起こるものとさまざまです。手術の際のトラブルは、神経を傷つけたり、骨を突き抜けたりして激しい痛みが残るなどの例があります。手術にはCT撮影を行うのが常識ですが、やらない歯科医院もあるようです。手術中のトラブルは、歯科医が未熟だという一語に尽きます。また、手術後では、インプラントの周囲の掃除を適切にせず不潔にしてしまうと、「インプラント周囲炎」が生じます。このインプラント周囲炎は、まだ適切な治療方法が確立していないため要注意です。

インプラントは、1本につき30万〜40万円が一般的です。ただし、都市部はもっと高い料金設定をしている歯科医があります。

インプラント治療1本あたりの費用の内訳としては、おおよそ以下のようになります。

・精密検査・診断料：約1万5000〜5万円
・インプラント埋め込み手術代：約10万〜38万5000円
・人工の歯の費用（オールセラミックなど）：約10万〜15万円
・メンテナンス：約5000〜1万円

このように高額ですから、インプラントを選択する場合は、その歯科医が信頼でき腕がいいかどうかを見極めてから行うべきです。

第４章　飲み続けていいクスリ、無駄なだけのクスリ

週刊誌記事が広げた大波紋

近年、医療に対する人々の不信感が急速に高まっています。

『医者に殺されない47の心得』（近藤誠、アスコム、２０１２）、『大往生したけりゃ医療とかかわるな』（中村仁一、幻冬舎新書、２０１２）、『薬が病気をつくる～薬に頼らずに健康で長生きする方法』（宇多川久美子、あさ出版、２０１４）などの本が次々とベストセラーになったことは、その表れでしょう。これは、医者任せ、病院任せではダメだと、多くの人が気づくようになったからです。

とくに、２０１６年5月から週刊誌の『週刊現代』が「ダマされるな！　医者に出されても飲み続けてはいけない薬」「医者に言われても断ったほうがいい『薬と手術』」というような特集記事を数ヵ月にわたって掲載すると、大反響を呼びました。『週刊文春』や『週刊ポスト』も同種の記事や反論記事を掲載し、ウェブメディアでも何度も取り上げられました。さらに、医療のＮＰＯ法人が『週刊現代』記事に対して抗議するということも起こりました。

また、この記事は医療の現場でも、一種のパニックを引き起こしました。それは、記事を読んだり、あるいは新聞で広告を見たりした患者さんが、「私がもらっているクスリは飲んじゃいけないクスリだったらしいじゃないですか！」「副作用が強すぎるって本当ですか？」「飲むと死ぬんでしょ？」などと、医者に次々と聞いてきたからです。

じつは、私自身も『週刊現代』の特集にはコメントをしています。そこで、この章では、患者の不信感が高まっているクスリ、とくに糖尿病や高血圧などで長期服用を目的で出されるクスリを中心に述べていきたいと思います。

まず、はっきりさせておきたいのは、クスリとはなにかということについて、多くの人がほとんど知らないということです。単に病気を治すものというぐらいの認識しか持っていない人が多いのです。

そこで、最初に、次の3点について、認識してほしいと思います。

一つ目は、どんなクスリでも副作用があるということ。

二つ目は、ほとんどのクスリが病気の症状を緩和するもので、疾患そのものを完全に治すものではないということ。

三つ目は、クスリの開発・生産は製薬会社が行っており、それは厳然たるビジネスであるということ。

この三つのことを踏まえたうえで、「断ったほうがいいのか？」「飲み続けていいのか？」という週刊誌記事が提起した問題を考えるべきなのです。

では、順を追って説明しましょう。

病気を治すのではなく症状を緩和させる

一つ目の「どんなクスリでも副作用がある」というのは、抗がん剤の副作用がきついということを見ればおわかりだと思います。抗がん剤にかぎらず、糖尿病で使われる血糖値を下げる目的のクスリ、高血圧のときに血圧を下げるために使われる降圧剤など、みな副作用があります。市販されている風邪薬でさえ副作用があります。

風邪薬の副作用でよく知られているのは、「眠気をもよおす」ことでしょう。これは、クスリのなかに入っている成分、〝抗ヒスタミン剤〟の副作用で、ほかに、のどの渇きや、だるさ、めまいや吐き気といった副作用が出ます。

クスリとは人間の体になんらかの影響を与える物質と捉えれば、それがよい影響ならば「効果」となり、悪い影響なら「副作用」となるわけです。ですから、ことさら副作用だけに焦点を当ててしまえば、どんなクスリも飲めなくなります。要は、副作用を知って、効果とのバランスのなかで飲んでいく、あるいは飲むのを止めたりするということが必要なのです。

二つ目の「ほとんどのクスリが病気の症状を緩和するもので、疾患そのものを完全に治すものではない」ということは、もっと重要です。なぜなら、クスリでは病気は治らないからです。基本的に病気を治すのは、私たちが自然に備えている免疫力（自然治癒力）であって、クスリはその手助けをするだけです。

たとえば、ここでも風邪薬を考えてください。風邪の原因はほぼウイルスです。風邪を引き起こすウイルスは200種類以上あるとされていますが、このウイルスが体のなかに入って、上気道（鼻からのどにかけての間）が感染症に冒された状態を風邪と呼んでいます。

よく風邪をひくと、病院で抗生物質をもらいたがる方がいますが、こういう方はクスリに対する知見がない方です。というのは、抗生物質が叩けるのは細菌（バクテリア）だけで、ウイルスは叩けないからです。ウイルスは細菌よりずっと小さく、自分で細胞を持っていません。自己増殖できないので、ほかの細胞に入り込まなければ生きていけないのです。したがって細菌を叩く抗生物質では効果が上がらないのです。

つまり、風邪薬というのは対症療法なので、そのために、多くの医者が総合感冒薬から解熱剤、咳止め薬など、何種類も患者に出しています。これは市販薬でも同じことです。それらのクスリには、熱を下げる、咳を止める、くしゃみや鼻水を出なくするなどと効用が書かれていますが、「風邪を治す」とはひと言も書かれていません。

このことを逆から言えば、クスリで治る病気を探したほうが早いということです。扁桃腺炎、気管支炎、肺炎などは、ふつうは抗生物質で叩けるので治ります。しかし、これから述べる生活習慣病である高血圧、糖尿病などはどんなクスリでも治りません。リウマチもそうです。クスリは病気を治すものではなく、症状を抑える、緩和させるものだということを知ってください。

度を過ぎた製薬会社と大学病院の癒着

三つ目の「クスリの開発・生産は製薬会社が行っており、それは厳然たるビジネスである」ということは、動かしがたい事実です。ビジネスですから、製薬会社と医者や病院が癒着したりして、実際は効果がほとんどないクスリが処方されてしまうなどということが起こります。

その典型的な例が、2013年から2014年にかけてメディアを騒がせた「ノバルティス事件」です。この事件は、ノバルティスファーマという外資の製薬会社（本社スイス）が、高血圧症治療薬「ディオバン」（一般名バルサルタン）を巡る臨床データを不正操作していたとして、東京地検特捜部にノバルティスの社員が逮捕されたというものです。このディオバンという降圧剤は、それまで多くの高血圧症患者に処方されていました。しかし、喧伝されていた効果はまったくありませんでした。なぜなら、効果があるとされた研究データはほとんどが捏造《ねつぞう》で、しかもその捏造を有名大学の教授たちや研究者が行っていたからです。

そんな教授や研究者がいた大学は、京都府立医大、東京慈恵会医大、滋賀医大、千葉大、名古屋大の計5大学で、ここで臨床研究が行われ、そのうち慈恵会医大と京都府立医大の論文では「ディオバンを服用するとほかの高血圧の薬より脳卒中や狭心症の発症が抑えられる効果があった」とされていました。ですから、そうした恐れのある患者には、ディオバンを出す医者が多かったのです。ところが、この臨床研究はデタラメで、ディオバンはただの降圧剤にすぎなかったのです。

この事件の背景には、降圧剤が製薬メーカーにとってはドル箱で、開発したクスリが当たれば、年間数千億円の売り上げが見込めるということがあります。そのため、製薬メーカーは、営業のために惜しみなくおカネをつぎ込みます。このおカネに医者たちが群がるのです。製薬メーカーには「MR」と呼ばれる営業担当者（正式には医療情報担当者）がいて、大学病院、大病院、開業医まで、ありとあらゆる医者を接待漬けにして営業しています。ゴルフ、料亭、クラブ、キャバクラでの接待は当たり前で、自社製品に有利な研究をしてくれる医者には、製薬メーカーは研究費から日常のお小遣いまで出します。ノバルティス事件では、論文を捏造した教授らがいた大学には万遍なく「奨学寄付金」が渡っていました。奨学寄付金というのは、教育研究の奨励を目的に、製薬メーカーが口座や研究室を指定して資金提供できる制度。この資金は、もらう側がほぼ自由に使え、学会への旅費や研究室の人件費などにも使えます。なかには、愛人との海外旅行に使ったというツワモノの大学教授もいたのです。

いまも、医療関係者は「ノバルティスの接待は度を超えていた」と言います。実際、ノバルティスは、関係の深い教授のためには講演会まで用意し、その夜は高級ホテルに泊め、さらにホテル内で自由に買い物させていたといいます。また、2002年以降で、ノバルティスが支払っていた寄付金は約11億円。その内訳は、京都府立医大3億8170万円、名古屋大2億5200万円、千葉大2億4600万円、東京慈恵会医大1億8770万円、滋賀医大6550万円です。

ノバルティスは、病院や医者ばかりか、メディアにもおカネをつぎ込んでいました。医療専門誌に大量の広告を出し、有名教授らが広告塔となってクスリを宣伝していたのです。たとえば、医療情報誌『日経メディカル』の企画広告では、「日本人高血圧患者を対象とした数々のエビデンス」「日本の医療レベルと試験のクオリティの高さ」などと、試験の成果が大々的に宣伝されていました。

このような製薬会社と医療側の癒着は、それまでにも数多く起こっています。すでに、

2012年、公正取引協議会などが規制を強化し、飲食の提供は1人5000円までで二次会は禁止などという通達を出しています。ゴルフ、釣り、観劇、スポーツ観戦などの「娯楽の提供」も禁止されました。ただし、現在でも名前を変えた接待は行われていま す。医者を外来講師として招き、大体1時間くらいの講演をしてもらい、5万〜10万円の謝礼金を払い、その後「慰労会」という名の接待を行うというようなパターンです。

もちろんですが、クスリを飲まされる患者のほうは、そんなことが行われていることなど知る由もありません。というわけで、ここからはより具体的にクスリに関して述べていきます。

高齢になっても降圧剤を飲み続ける無駄

歳を取れば血圧が高くなるのは自然の成り行きです。歳を取れば、若いころに比べて血管は硬くなり、心臓の働きや血圧の調整に関係する自律神経の働きも鈍くなってくるからです。その結果、現在、どれくらいの高齢者が血圧を下げる降圧剤を服用しているかと言いますと、70歳以上でなんと51・5%です(厚労省、平成26年「国民健康・栄養調査」)。この範囲を広げて、20歳以上の成人全部で見ても、なんと28・1%です。

これはものすごい数字で、どう見てもクスリの無駄です。なぜなら、降圧剤を飲む目的は、血圧を下げるためではなく、高血圧が原因で起こる脳卒中や心臓病などを防ぐためだからです。たとえば、脳卒中のリスクは血圧を10下げると半分に減るというデータがあるので、いわゆる〝正常値〟に下げるということで、高血圧の人に医者は降圧剤を出しています。つまり、リスク回避だけのために降圧剤を出しているのです。

では、高血圧とはどういう数値のことを言うのでしょうか？　日本高血圧学会が基準値としているのは、「上（収縮期血圧）が１４０mmHg、下（拡張期血圧）が90 mmHg」です。また、第3章で述べましたが、日本人間ドック学会と健康保険組合連合会が公表した新基準値では、「上は１４７mmHg、下は94 mmHg」となっています。

要するに曖昧なわけで、医者はこの曖昧さを承知のうえで、「まあ出しておけばいいだろう」と出すわけです。しかし、降圧剤が本当に必要かどうか、大いに疑問です。とくに高齢になればなるほど、降圧剤を飲んでも意味がありません。

というのは、たとえば脳卒中のリスクは歳を取るにしたがい増していきます。このリスクを抑えるために降圧剤を飲むわけですが、歳を取れば別の疾患も発症するので、脳卒中が原因で死亡する前に別の疾患で亡くなってしまうことのほうが多いからです。したがって、80歳以上の方が降圧剤を飲み続ける必要があるかどうかは、まったくの疑問です。

もちろん、60歳以下の方にとっては飲む意味はあります。しかし、高血圧患者が10年間でどれくらいの確率で脳卒中になるかと言うと3％ほど。これが降圧剤を飲むことで1・5％に減らせたというデータがありますが、逆に言えば、97％は飲もうと飲むまいと10年後の運命は変わらないということです。ただし、それまで飲み続けてきた方が急に止めると血圧がリバウンドして、脳出血や脳梗塞のリスクが増します。止めるには医者と相談してゆっくりと減らしていき、運動や減量、減塩などを並行していくようにすべきです。

では、以下、各種の高血圧剤の問題点について述べてみます。

［降圧剤］

第3章で述べたように、現在私は、降圧剤として「ブロプレス」「テノーミン」「アムロジン」、血液をサラサラにするという「プラビックス」を服用し続けています。これは、心臓の手術を2回もやったからです。しかし、そうでもない人が、単に少し血圧が高いというだけで、何種類もの降圧剤を飲み続けることは疑問です。また、コストの面から言っても、降圧剤は医者に出されるままに飲み続けるのは疑問です。

降圧剤には、「利尿剤」「β遮断剤」「カルシウム拮抗薬」「ACE阻害薬」「ARB」（アンジオテンシンⅡ受容体拮抗薬）などの種類があります。

以下、種類別に主な降圧剤（商品名）を挙げます。

「利尿剤」ナトリックス、フルイトラン、ラシックス
「β遮断剤」テノーミン、ケルロング、アセタノール
「カルシウム拮抗薬」ノルバスク、アムロジン、アダラート、カルブロック、コニール
「ACE阻害薬」コバシル、アデカット、プレラン
「ARB」ブロプレス、オルメテック、ミカルディス、ディオバン、アジルバ、イルベタン

このなかで、多くの医者がいちばんに挙げるのが「カルシウム拮抗薬」です。副作用も少なく安価だからというのがその理由です。カルシウム拮抗薬というのは、カルシウムイオンが動脈の血管壁にある平滑筋細胞を収縮させる作用があることに着目し、カルシウムイオンの通り道をふさぐ目的で開発されたクスリです。こうすることで、平滑筋細胞の収縮を抑え、血管を拡げ、血圧を下げることができるわけです。カルシウム拮抗薬は、昔からあるクスリですが、最近では「ARB」のほうを出す医者が多くなりました。ARBは、アンジオテンシンⅡという、血管にある受容体と結びついて血管を収縮させ、血圧を上げる働きをするタンパク質の動きを阻害して、血圧が上がるのを防ぐクスリです。カル

【図表7】国内の薬剤売上高トップ20

順位	製品名	製薬会社	主な病名	売上高（億円）
1	ハーボニー	ギリアド・サイエンシズ	C型肝炎	2,693
2	ソバルディ	ギリアド・サイエンシズ	C型肝炎	1,508
3	プラビックス	サノフィ	心筋梗塞・脳梗塞（抗血栓薬）	999
4	ミカルディス（配合剤含む）	アステラス製薬	高血圧（ARB）	972
5	アバスチン	中外製薬	大腸がん	938
6	リリカ	ファイザー	神経痛	877
7	ネキシウム	第一三共	消化性潰瘍・胃酸過多・食道炎	824
8	ジャヌビア	MSD	糖尿病（DPP-4阻害薬）	771
9	オルメテック	第一三共	高血圧（ARB）	739
10	レミケード	田辺三菱製薬	リウマチ	694
11	モーラステープ群	久光製薬	腰痛・関節痛	645
12	シプレキサ	日本イーライリリー	統合失調症・双極性障害	612
13	ミカルディス（単剤）	アステラス製薬	高血圧（ARB）	611
14	アジルバ	武田薬品工業	高血圧（ARB）	590
15	ブロプレス	武田薬品工業	高血圧（ARB）	585
16	ネスブ	協和発酵キリン	腎性貧血	575
17	リュープリン	武田薬品工業	子宮筋腫、前立腺がん	538
18	フォルテオ	日本イーライリリー	骨粗鬆症	536
19	イグザレルト	バイエル薬品	脳梗塞（抗凝固薬）	516
20	プログラフ	アステラス製薬	免疫抑制薬	498

出典：Answers News「2015年度医薬品売上ランキング」

シウム拮抗薬と同じく副作用があまりなく効果もあるとされますが、ほかの降圧剤に比べてかなり割高です。

じつは、降圧剤にも流行のようなものがあり、現在は「ARB」が主流です。クスリに関しては、毎年、売上高ランキングが発表されますが、**【図表7】**は2015年度の薬剤売上高のランキングからトップ20を表にしたものです。これを見ていただくと、高血圧のクスリがなんと四つも入っていて、そのすべてが「ARB」となっています。ミカルディス、オルメテック、アジルバの三つが御三家と言ってよく、非常によく使われています。

かつて降圧剤といえば、「カルシウム拮抗薬」「ＡＣＥ阻害薬」が主流でした。しかし、製薬メーカーは次々に新しいクスリを開発・販売し、それとともにキャンペーンをはって、売り上げを伸ばそうとします。「ＡＲＢ」はその典型で、前のタイプの降圧剤の特許が切れて利益が確保できなくなったのと同時に登場したのです。

「新薬のほうが効果が高くて安全」という先入観があるため、製薬メーカーのキャンペーンは効きます。しかし、私が信頼している医者はこう言います。

「ＡＲＢとカルシウム拮抗薬や利尿剤を比べてみると、ＡＲＢのほうが患者の寿命を延ばすというエビデンスはありません。ならば、高血圧の患者さんには薬価の安いカルシウム拮抗薬や利尿剤を出したほうが、患者さんのためになると思いますね。それに、昔から使ってきたクスリのほうが、副作用も含めていろいろな点で調整が効きます」

たしかに薬価で比較すると、昔から使われているカルシウム拮抗薬のほうが、新しく開発されたＡＲＢより安くなっています。ただし、近年はＡＲＢの後発薬（ＧＥ）も出ているので、クスリ代が節約できるということからよく使われるようになっています。今後は、人気のミカルディス、オルメテックのＧＥも発売される予定になっています。

ただ、すべての降圧剤に言えることですが、ＧＥを使う場合および市販薬も含めたほかのクスリを服用している場合は、必ず医師に相談したうえで服用してください。

いずれにしても、少し血圧が高いからといって、降圧剤を飲み続ける必要はありません。本当に怖いのは高血圧より低血圧で、下がりすぎると今度は血管が詰まって脳梗塞になる可能性が高まります。軽い場合は、めまいが起こって失神することもあります。

［抗血栓薬・抗凝固薬］

【図表7】で第3位のプラビックスは「血液をサラサラにする」として人気の抗血栓薬の代表で、これを飲まれている方は多いと思います。プラビックスは血小板を集まりにくくする効果があり、心筋梗塞や脳梗塞の予防に使われていますが、そもそもは風邪薬などで用いられてきたアスピリンの仲間です。

ただし、その効果は限定的という見方があります。私は服用していますが、これは前記したようにステント挿入手術や動脈バイパス手術を受けたからです。プラビックスを飲むと再発が大きく防げるということがわかっているので、服用しているわけです。

ただし、単にただ血圧が高い方に脳梗塞などの予防効果があるかどうかは、まだきちんと確認されていません。

にもかかわらず、高血圧や糖尿病、肥満の患者さんに、説明もなく出している医者がいます。たとえば抗凝固薬のワーファリンには、脳出血や消化管出血のリスクがあるので、処方されたときに医者に十分な説明を求めるべきです。

もちろん、血圧や血糖値などが標準値を大きく超える方には有効ですが、単に「血液サラサラ」だけのために飲む必要はあまりないと言えます。

また、これらのクスリの薬価は、ほかの降圧剤に比べるとかなり高くなっています。プラビックス錠25mgの薬価は、1錠あたり112・5円です。

［コレステロール薬］

降圧剤とともによく処方されるのが、血液中のコレステロール値を下げるクスリです。日本動脈硬化学会の基準値は、血中のLDLコレステロールが「140mg/dl以上」だと、「脂質異常症」を疑うことになっています。

LDLコレステロールとは、「悪玉コレステロール」と呼ばれ、増加しすぎると血管壁に溜まって動脈硬化を進行させます。そのため、LDLコレステロールの量を基準値以下に下げる必要があります。その結果、出されるのが「スタチン系」と呼ばれるクスリです。しかし、数値が高いからといって即スタチンを飲む必要はないと、多くの医者が言います。スタチンには心筋梗塞のリスクを3割減らすというデータがありますが、合併症がなければ、飲もうが飲むまいが高脂血症のリスクはまったく変わらないからです。

また、女性の場合、閉経後にはLDLコレステロールが高くなるので飲む人が多いのですが、これは疑問視されています。というのは、LDLが200を超えても動脈硬化にならない人が多いからです。「LDLが高いからという理由だけでは飲まないほうがいい」と、多くの医者が言います。

スタチンには筋肉が溶ける「横紋筋融解症」という副作用もあります。また、腎不全や肝不全を起こすリスクもあるとされています。

したがって、高血圧のクスリといっしょにスタチンを飲んでいてクスリを減らしたいと思うなら、スタチンから止めることをお勧めします。

基準が大幅に緩和された糖尿病薬の使い方

2016年5月20日、日本糖尿病学会と日本老年医学会が共同で発表した「高齢者糖尿病の血糖コントロール目標について」という文書が、その後、医者と患者さんの間で波紋を広げました。

糖尿病というのは、ある意味で「数値を管理する」のが医療です。ですから、基準値というのが非常に大事になり、それを超えた人には投薬治療が開始されます。その基準値と

【図表8】高齢者糖尿病の血糖コントロール目標（HbA1c値）

		カテゴリーⅠ		カテゴリーⅡ	カテゴリーⅢ
患者の特徴・健康状態		①認知機能正常 かつ ②ADL自立		①軽度認知障害〜軽度認知症 または ②手段的ADL低下、基本的ADL自立	①中等度以上の認知症 または ②基本的ADL低下 または ③多くの併存疾患や機能障害
重症低血糖が危惧される薬剤（インスリン製剤、SU薬、グリニド薬など）の使用	なし	7.0%未満		7.0%未満	8.0%未満
	あり	65歳以上75歳未満	75歳以上	8.0%未満（下限7.0%）	8.5%未満（下限7.5%）
		7.5%未満（下限6.5%）	8.0%未満（下限7.0%）		

出典：「日本糖尿病学会」ホームページ

なるのが「空腹時血糖値」と「HbA1c」（HbA1cの血中濃度）ですが、この「HbA1c」の基準が、高齢者にかぎり大幅に緩和されたのです。

　これまでは、HbA1cの値が6・5％を超えると「高血糖」とされ、薬を使って血糖値を下げなければならないというのが常識でした。しかし、**【図表8】**にあるように、7・0〜8・5％と大きく引き上げられました。ということは、これまで6・5％を超えていた人でも、この数値未満なら、もうクスリは必要ないとなったわけです。

　【図表8】では、患者さんは健康状態により、三つのカテゴリーに分けられています。「ADL」というのは「日常生活動作」のことで、「カテゴリーⅠ」の②ADL自立というのは、日常生活が他人の手を借りずにできるということです。

　つまり、「カテゴリーⅠ」は「認知症になっておらず、日常生活を自力でこなすことができる人の場合、65～74歳ならば7・5％未満まで、75歳以上ならば8・0％未満まではOK」、「カテゴリーⅡ」は「軽い認知症や、自力での生活がやや難しくなってきている人の場合は8・0％未満までOK」、「カテゴリーⅢ」は「認知症で、自力で身の回りの世話をすることが難しい人、ほかに重い病気がある人などの場合は8・5％未満までOK」ということです。

かつて、糖尿病はなんでもかんでも厳しく血糖値を下げれば合併症は防げると考えられてきました。それで、医者はどんどんクスリを出したのです。

しかし、最近の研究や海外の臨床試験の結果から、クスリによって下げすぎると、低血糖のリスクが大きくなりすぎることがわかり、反省期に入ったと言えます。つまり、血糖値の下げすぎで、体調を悪くしている高齢者が多いということです。

高齢者でなくても、たとえば若い人が激しい運動をすれば血糖値は下がります。そうなると、心臓の働きが悪くなり、最悪の場合は突然死ということも起こります。そのため、スポーツでは糖分補給が非常に大切とされています。

高齢者の場合、心臓の機能は若い頃に比べてはるかに弱くなっているので、クスリを飲みすぎるのは危険なのです。その意味で、基準値が緩和されたことは、意味のあることといえます。

それでは、具体的に糖尿病薬について見てみましょう。

［**糖尿病薬**］

第3章で述べたように、私は現在、糖尿病のクスリを飲み続けています。私が服用しているのは、糖尿病の代表的なクスリばかりで、グリミクロン（SU剤）を朝夕1錠、エクア（DPP-4阻害薬）を朝夕2錠、メトグルコ（メトホルミン）を毎食後3～6錠、飲み続けています。

このうち、現在、もっとも使われているのが、低血糖を起こしにくいというDPP-4阻害薬です。DPP-4阻害薬には、エクアのほかにジャヌビア、ネシーナなどがありますが、飲みすぎると低血糖を起こしてしまうリスクがあります。とくにSU剤と併用するときはリスクが高まります。また、SU剤が対象となるのは、食事療法と運動療法を十分に行ってもコントロールが得られない非肥満2型糖尿病です。糖尿病のクスリのうち、もっとも古くからあるのがメトホルミンで、最近はこれが見直されています。数値がそれほど高くなければ、このメトホルミンだけで十分とする医者もいます。

いずれにせよ、血糖値の改善はクスリだけに頼ってはいけません。クスリはコストの面からいっても控え目にし、生活習慣を見直すことを優先すべきでしょう。

ちなみに、主な糖尿病薬の薬価はつぎのとおりです。
「グリミクロンHA」20㎎：１錠あたり14・7円
「エクア」50㎎：１錠あたり87・7円
「メトグルコ」２５０㎎：１錠あたり10・２円

認知症薬は認知症の進行を止めるクスリではない

現在、認知症患者数は５００万人を超えていると推定され、２０２５年には７００万人に達するといいます。この患者数の増加とともに、認知症薬も売り上げを伸ばしています。

しかし、認知症薬は認知症の進行を止めるクスリではありません。したがってその効果はかなり限定的であり、大量処方で攻撃的になり、家族が困ったという例も多く報告されています。また、吐き気、下痢、腹痛などの副作用も報告されているので、そういう場合は服用を止めたほうがいいでしょう。

［認知症薬］
認知症薬の主な効能・効果は「アルツハイマー型認知症の進行抑制」とされています。

つまり、進行を遅らせる効果はあっても、脳の萎縮は進んでいくことになります。認知症の進行を止めるクスリはなく、それができればノーベル賞ものです。残念ながら、現在のクスリは進行を遅らせるだけです。

そのなかでもっとも売り上げているクスリは「アリセプト」という商品名で知られる「ドネペジル塩酸塩」ですが、これにはジェネリック薬が出たので、それと併せると多くの認知症患者さんが服用しています。アルツハイマー型認知症が進行すると、記憶や思考に関わるアセチルコリンという神経伝達物質が不足します。アリセプトは、このアセチルコリンの分解を抑えるクスリです。ただ、前記した副作用で患者の攻撃性が増すケースが報告されています。

アリセプト以外では、「メマリー」というクスリが多く使われています。アリセプトがアセチルコリンの分解を抑制するのに対し、メマリーはまったく違う機能を持っています。認知症の原因の一つに、脳内の「グルタミン酸」の濃度が上昇しすぎてしまうことがあり、これをメマリーは抑制するのです。したがって、アリセプトとメマリーの両方を飲むケースも多いのです。

いずれにせよ、認知症薬は興奮しやすいという側面があります。そのため、今度はそれを抑えるために、抗精神薬や抗不安薬などが処方されます。すると、その副作用で寝たきりになってしまう患者さんもいます。
ともかく、クスリを漫然と大量に出す医者は要注意です。
ちなみに認知症薬は、次のようにいずれも薬価は高いです。
「アリセプト」5㎎：1錠あたり334・7円
「メマリー」5㎎：1錠あたり137・7円
いずれにせよ、認知症薬はクスリといっても進行を遅らせるだけの効果しかなく、認知症は確実に進んでいきます。しかも、その効果も個人差があるため、どれだけ進行を遅らせることができたのかはわかりません。認知症薬はある意味で無駄なクスリの典型と言えるでしょう。

クスリをやめる勇気を持つことが大事

さて、この章の最後に、クスリに関してもっとも重要なことを述べたいと思います。それは、クスリというのはただ諾々と従って飲むものではけっしてないこと。そして、やめる勇気を持たなければいけないということです。

ただし、あなたがいくら飲むのをやめようとしても、たいていの医者は服用をやめたほうがいいとは言わないでしょう。たとえば、高齢者のなかには生活習慣病関連のクスリを何種類も、なかには10種類以上も飲んでいる方がいます。そういう方に向かって、「長生きしたいのなら、必要最小限にとどめてみたらどうでしょうか」と言う医者はまれです。なぜなら、やめた結果、症状が悪化したら医者の責任となってしまうからです。

もちろん、自己判断でクスリの服用をやめるのは危険ですが、クスリの服用に関して医者の言いなりにしていればいいというものではありません。したがって、医者と面と向かって相談できる知識を持つことは非常に大事です。そうして、ほぼどのクスリにもある副作用を中心に医者と相談すべきです。

副作用の一例を挙げると、糖尿病のクスリのSU剤を長期間服用し続けると、インスリンの分泌を促進するβ細胞が疲弊し、数が減少するということがわかっています。そうなってしまうと、体内でインスリン分泌ができなくなり、インスリン注射を受けないと生きていけない状態になってしまいます。糖尿病のクスリを飲んでいたのに、かえって糖尿病を悪化させてしまうという皮肉なことになってしまうのです。こうしたことはよくあるので、本当に注意が必要です。

また、副作用といえば、やはり抗がん剤でしょう。

クスリは〝毒〟でもありますが、抗がん剤はほとんどの場合〝猛毒〟ですから、副作用は大きいのです。抗がん剤は、がん細胞だけではなく正常細胞まで丸ごと叩いてしまうのですから、やりすぎればがん細胞が消える前に命のほうが危なくなってしまいます。抗がん剤には認可基準というものがあり、それは、レントゲン写真などの画像上でがんの大きさが半分以下になること、その状態が4週間以上続くこと、さらに服用した患者の2割以上がこの状態を維持することとされています。

つまり、一般的な意味ではなにも「効いてはいない」のです。抗がん剤の効果には、このような「がんの縮小効果」とともに「症状の緩和効果」「延命効果」などが挙げられますが、副作用の大きさを考えるとじつは「縮命効果」のほうが大きいとさえ言えるのです。

代表的な抗がん剤の「延命効果」は、長くて4ヵ月です。肺がん(非小細胞がん)などの抗がん剤「タルセバ」(一般名エルロチニブ)は約2ヵ月、胃がんなどの抗がん剤「サイラムザ」(一般名ラムシルマブ)も約2ヵ月、大腸がん(転移性)などの抗がん剤「アバスチン」(一般名ベバシズマブ)は約4ヵ月とされています。

もちろん、抗がん剤のなかには、血液のがんや精巣がん、子宮絨毛がんなどでは有効性が証明されているものがあります。しかし、胃がんや肺がんのようながんでは一時的にがんを縮小させることはできても、それ以上の大きな効果は得られていないのです。したがって、かえって命を縮めるだけに、抗がん剤をやめる勇気を持つことです。

とくに高齢の方が、抗がん剤治療を受けることに、私は懐疑的です。

コラム(3)

おくすり手帳とジェネリック医薬品

■シールや紙だけでもOK

「おくすり手帳」があるのとないのとでは、調剤薬局で支払う値段が違うことをご存知ですか? このことはあまり知られていないようです。おくすり手帳の使い方一つで、医療費は節約可能なのです。

おくすり手帳制度が診療報酬制度に組み入れられたのは、2000年のことです。以来16年、その制度は何度も改定されてきました。とりあえず、直近3回の改定を振り返ると、2012年の改定は薬局にとって画期的でした。このとき、診療報酬は「薬剤服用歴管理指導料」に一本化され、その点数は41点=410円となりました。

ただし、薬局はおくすり手帳を出す際に、次の5項目をすべて行わないといけないとされました。

1. 薬剤情報提供文書による薬の説明
2. 薬剤服用歴の記録と指導
3. 残薬の確認
4. 後発医薬品(ジェネリック)に関する情報提供
5. おくすり手帳への薬剤情報の記載

これらのことを行い、おくすり手帳を出せば410円がもらえます。1日に患者が100人なら4万1000円、1000人なら41万円になります。さらに厚労省は、おくすり手帳を持参しなかった患者に、薬の名称、用法・用量などが書かれたシールや紙を渡すだけでも41点＝410円を取っていいとしました。

こうなると、薬局はとりあえずシールだけを渡して、管理指導料を取ってしまうということになりました。もちろん、患者が支払うのは410円ではなく、3割負担なら120円です。

■クスリをいくら出しても薬局は儲からない

ところが、2014年の改定で、また制度が変わりました。薬局がシールを交付するだけで、経費がかかる手帳を出さなくなり、クスリの説明などを怠ったからです。厚労省はシールのみを交付した場合、34点＝340円（3割負担なら100円）に減点したのです。

この改定でなにが起こったかというと、おくすり手帳をもらわない患者、持ってこない患者が激増したことです。持っていると120円、持っていないと100円で、20円トクできることになったからです。テレビや雑誌では「おくすり手帳を利用せず、窓口での負担金を節約しよう」という特集が多く組まれたのを覚えている方もいると思います。

また、薬局によってはぺらぺらの「超薄型おくすり手帳」をつくり、これを乱発することで点数稼ぎするところも現れました。薬局というのは、純粋にクスリだけでは儲けられないからです。

薬局で私たちが支払う料金は、二つの部分に分かれています。一つは薬剤師の技術料、もう一つが医薬品の価格（薬価）です。おくすり手帳の値段は、このうちの一つになります。

調剤報酬制度では、医薬品の仕入れ値と販売価格（薬価）をほぼ同じに制度設計されています。つまり、クスリをいくら出しても薬局は儲からないようになっているのです。これは、一般の小売業とは大きく異なる点です。

なぜ、このようになっているのでしょうか？

それは一般の小売と同じにしてしまえば、薬局はより儲かる高額なクスリを売ろうとし、さらにできるだけ多くのクスリを出すようになるからです。

このようなインセンティブを起こさせないため、薬価は抑えられ、その代わりに薬剤師の技術料を設定し、それで利益が上がるようにしているというわけです。

つまり、おくすり手帳はクスリと違って、出せば出すだけ利益が上がるという仕組みでした。しかも、シールでもよかったのですから、ブラック薬局はこれを連発しました。

その結果、当然ですが、患者の不満が続出。また制度が変わることになったのです。

■持っていったほうが40円トクに！

現在、おくすり手帳は、持っていたほうが40円トクできます。２０１６年の4月の改定で、厚労省は管理指導料を、おくすり手帳を持参した場合は38点＝３８０円に引き下げ、おくすり手帳がない場合は50点＝５００円に引き上げたからです。

この差額は１２０円。おくすり手帳の有無によって、3割負担であれば40円の差が生じることになったわけです。つまり、今度はおくすり手帳を持っていったほうが、40円トクできることになりました。

ただし、例外もあります。紛失などにより再発行した場合は、持っていないので５００円。また、毎回利用している薬局以外を利用した場合も５００円です。

このように、おくすり手帳について詳しく知らないと、少額とはいえ医療費はかさむ一方になります。

■「ジェネリック医薬品」でクスリ代を節約

おくすり手帳と並んで、医療費の節約が可能なのが「ジェネリック医薬品」です。ジェネリック医薬品は「後発医薬品」とも呼ばれ、特許が切れた新薬（先発薬）と同じ有効成分を同量含み、同等の効き目があるとされる後発薬で、その価格は新薬より安くなっています。

したがって、厚労省は医療費を抑制する切り札の一つとしてジェネリック医薬品の普及を推進しています。

では、どうすれば、ジェネリック医薬品を処方してもらえるのでしょうか？

薬局でクスリをもらうためには、医師による「処方せん」が必要です。処方せんに記載された医薬品にジェネリック医薬品が発売されている場合は、基本的にジェネリック医薬品への変更が可能です。ただし、医師がジェネリック医薬品への変更に差し支えがあると判断した場合には、「変更不可」欄に「✓」または「×」を記載し、「保険医署名」欄に署名または記名・押印することになっています。

では、処方せんにこの記載がない場合は、どうしたらいいのでしょうか？　この場合は、薬局で薬剤師に相談することで、クスリをジェネリック医薬品にするか新薬にするかを選ぶことができます。

以上がジェネリック医薬品の基礎知識ですが、問題はジェネリック医薬品が新薬に比べてどのくらい安いかです。

ジェネリック医薬品の価格は、発売当初は、原則、先発医薬品の3割とされています。つまり7割安くなります。なお発売後は、薬価の改定を受けて、その度に引き下げられます。したがって、なかには先発薬の2割程度になったクスリもあります。

たとえば、糖尿病の代表的なクスリ、スルホニル尿素薬（SU剤）のグリメピリド（薬品名アマリール）1mgの薬価は17・1円ですが、ジェネリックでは9・9円です。半分近くになっています。

この差は1錠では目立ちません。しかし、毎日服用して1年間飲み続けたとすれば、数万円の節約になります。

■ジェネリック医薬品の問題点

ただし、ジェネリック医薬品には、大きな問題があります。

それはまず、薬効が先発医薬品と完全に一致するかどうかはわからないことです。ジェネリック医薬品の薬効成分は新薬と同じであっても、製薬会社によって添加物が違う場合があるからです。

また、処方されるクスリがすべてジェネリックだった場合、その組み合わせは薬局の仕事となりますが、このとき薬局は在庫が多いジェネリックから出していきます。悪徳薬局なら、きまってこういうやり方をするでしょう。

この二つのことは、患者さんにとっては、知る由もないことです。

つまり、単に安いからといってジェネリックを使えばいいというものではないのです。この点は専門知識を持つ医者と相談するほかありません。また、薬剤師にジェネリック医薬品を勧められたとしたら、それは在庫をさばくだけというケースもあります。

したがって、クスリの有効性、安全性、品質、供給状態などについてよく確認しなければなりません。そうして、その説明に十分に納得できたら、先発薬から切り替えるべきでしょう。

第5章　誰も知らないがんの治療費のこれから

がんの治療費はほとんどが３００万円以下

ひと昔前と違って、いまはがんと診断されても慌てる必要はまったくありません。２人に１人ががんになり、３人に１人ががんで死んでいく時代です。

がんは〝細胞のミスコピー〟であって、このミスコピーは人間の体内で１日に５０００回ほども起こっています。若い頃は免疫力が高いため、ミスコピーされた細胞（がん細胞）はすぐに排除されますが、歳を取るとそうはいかなくなります。

その結果、排除されず残ったがん細胞が何年、何十年かけて増殖し、「がん」となって発見されるというわけです。

つまり、がんも老化現象の一種なのですから、がんと診断されても、慌てず、騒がず、冷静になって「今後どうがんとつき合っていくか」を考えることが肝心です。

ただ、その際に多くの人の頭をよぎるのが、「治療費はどれくらいかかるのか？」ということでしょう。もちろん、それはがんの部位、種類、進行度（がんの大きさ、広さ、深さ、転移の有無）などによって異なるわけですが、民間のがん保険などに入っていなかった場合、治療費の捻出は患者さんにとって大きな問題です。

ただし、これまで何度も説明してきたように、公的保険と高額療養費制度を使えば、出

【図表9】がんに関する意識調査

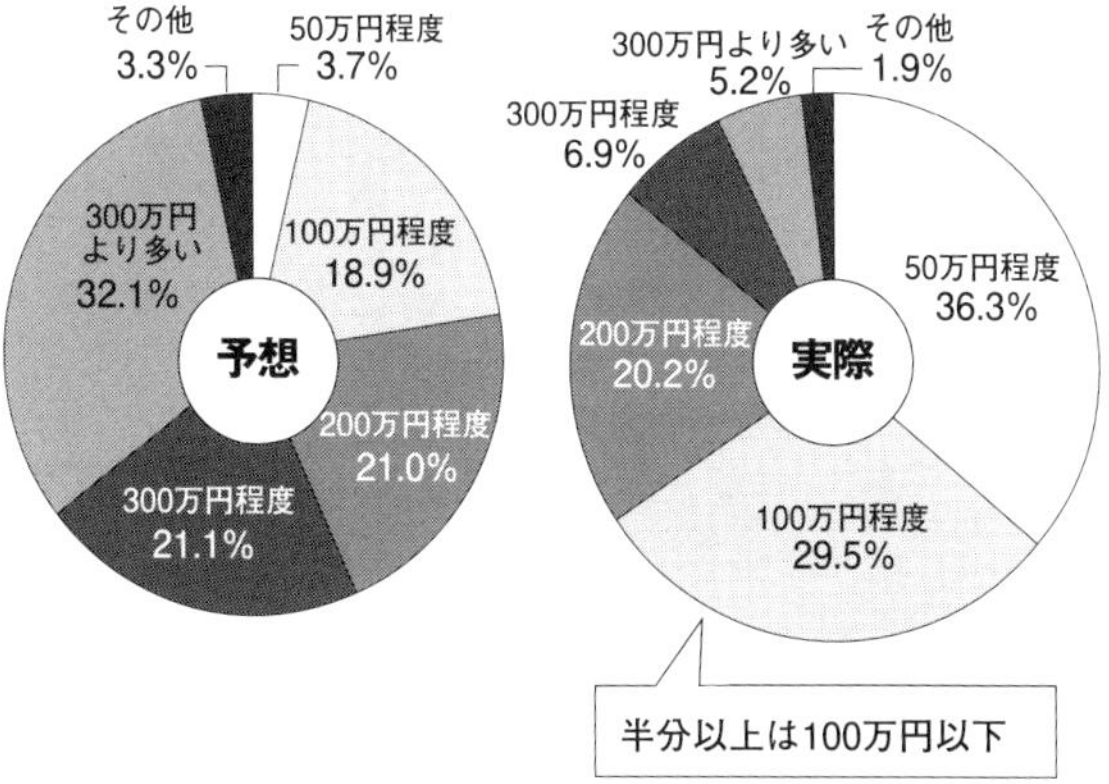

出典：アフラック「がんに関する意識調査」(2011年)

費は抑えられるようになっています。これは、保険が適用される「標準治療」でがんの治療が可能ということを意味しています。この点で、現在の日本の「国民皆保険制度」は、非常によくできた社会保障制度と言えます。ただし、保険適用外の治療は、すべて自己負担ですから、その額はかなりのものになります。

上の**【図表9】**は、生命保険会社のアフラックが行ったがんの治療費に関する意識調査の結果です。これによると、多くの人が、がんになると高額の治療費がかかると思っていることがよくわかります。

しかし、実際にかかる治療費は、ほぼ300万円以下に収まっています。後述しますが、がんの半分以上は、100万円以下の治療費ですむ場合がほとんどです。

現在、「5大がん」と呼ばれるものは、「胃がん」「肺がん」「大腸がん」「乳がん」「子宮がん」（「肝がん」を5大がんに入れる場合も多い）の五つです。これに関しては、末期がんを除いて保険適用される標準治療で、克服できるケースが多くみられます。

5大がんの治療費は約50万〜70万円

がんと診断されると、すぐ手術と考える人が多いようですが、手術だけが治療法ではありません。手術をしないという選択もありえます。そこでまず、がんの治療法を述べ、それぞれがどれくらい費用がかかるのか見ていきます。

がんの治療法に関しては、おおまかに三つの方法があります。「外科療法」（手術）、「化学療法」（抗がん剤治療）、「放射線治療」の三つで、これを「がんの3大治療法」と呼んでいます。

まずは手術ですが、これにはさまざまな方法があります。昔はほぼ開腹手術でしたが、最近は内視鏡を使った手術（「腹腔鏡手術」のこと）が主流になってきました。たとえば、胃の粘膜にできたがんの切除を腹腔鏡手術で行えば、実費として30万円程度です。しかし、胃の一部を切除するような開腹手術となると１００万円以上かかります。

次に抗がん剤治療ですが、これは主に転移を叩くことを目的として、投薬と休止のサイクルを決めた治療計画をつくり、効果を見ながらそれを繰り返していきます。一つのサイクルはだいたい5〜6週間で、これを1コースと呼びます。1コースあたり平均100万円ほどかかります。医者がやたらと抗がん剤治療を勧めるのは、このように治療費（診療報酬）が高いことも原因の一つです。

放射線治療は、がん細胞自体を放射線で破壊するというもので、2通りの方法があります。一つは、体の外側から放射線を照射する「外部照射」、もう一つは体内に放射性物質を入れて患部に照射する「内部照射」です。どちらにしても、これらの費用は約60万〜70万円かかります。

放射線照射は公的保険でまかなえますが、一部の先進医療に属するものは保険適用外となっています。最近よく耳にする「重粒子線治療」や「陽子線治療」などがこれにあたります。これらの費用は300万円ほどかかり、小児がんなど一部のケースを除いて全額自己負担になります。こうした先進医療に関しては、後述しますので、まずは以上のことを踏まえて、がんの部位別（どこのがんかの種類別）の治療費を見ていきましょう。

次の**【図表10】**は、「がん保険の教科書」というサイトに掲載されているもので、元のデータは、厚労省の医療給付実態調査の統計です。これをもとに計算した「治療1件あた

【図表10】がんの種類別治療費

がんの種類	入院の費用		入院外の費用	
	医療費総額	3割自己負担額	医療費総額	3割自己負担額
胃がん	60万5,806円	18万1,742円	2万6,732円	8,020円
結腸がん	59万9,316円	17万9,795円	4万1,884円	1万2,565円
直腸がん	72万2,637円	21万6,791円	5万7,925円	1万7,378円
肝がん	57万3,219円	17万1,966円	3万9,331円	1万1,799円
肺がん	63万8,892円	19万1,668円	5万4,621円	1万6,386円
乳がん	54万2,043円	16万2,613円	5万151円	1万5,045円
子宮がん	59万4,430円	17万8,329円	2万4,166円	7,250円
悪性リンパ腫	90万9,442円	27万2,833円	5万4,253円	1万6,276円
白血病	144万1,368円	43万2,411円	8万630円	2万4,189円
その他のがん	60万2,154円	18万646円	4万3,983円	1万3,195円

出典：がん保険の教科書（http://hokensc.jp/gan/）
※厚生労働省「医療給付実態調査」（平成25年度）をもとに推計

りに支払われた平均の費用」が、一覧表になっています。これを見ると、胃がんなどの5大がんの入院費用はほぼ50万～70万円のなかに収まっており、保険適用された3割自己負担額も15万～25万円の範囲に収まっています。

もちろん、ここにある「入院の費用」と「入院外の費用」のほかに、まだ費用はかかります。これは、第1章で説明した「入院した場合の差額ベッド代」「通院にかかった交通費」などで、これはもちろん自己負担です。第1章では、「高額療養費制度」や「傷病手当金」などの公的補助についても解説したので、そこを参照して、トータルの費用の目安としてください。

保険適用や公的補助があるとはいえ、やはり、がんになればかなりの出費を余儀なくされます。手術や抗がん剤治療など、治療が長期にわたることが多いので、いくら上限額が定められているとはいえ、確実に生計を蝕んでいきます。

「先進医療」は保険適用と組み合わせられる

それでは次に、保険が適用されない治療を見ていきましょう。このケースは、二つに分かれ、一つは「先進医療」、もう一つは「自由診療」です。

「先進医療」とは、「厚生労働大臣が定める高度の医療技術を用いた療養」のことで、現在、約100種類が認可されており、その多くががん治療です。この先進医療の治療は、厚生労働大臣が認めた医療施設に限定され、それにかかる治療費は全額自己負担となります。ただし、通常の診療・検査・投薬・入院料などについては、保険適用になるので、患者は保険適用の3割負担と適用外の先進医療の技術料の全額負担を合計して支払うことになります。

次ページの【図表11】が、その仕組みを表したものです。さらに【図表12】は、総医療費が100万円、そのうち先進医療の技術料が20万円だったケースで、いくら費用がかかるかの概念図です。

このケースでは、先進医療費20万円は自己負担、残りの80万円が3割負担となって24万円を加えることになりますが、高額療養費制度があるので、実際は8万5430円だけを

【図表11】先進医療を使った場合の自己負担

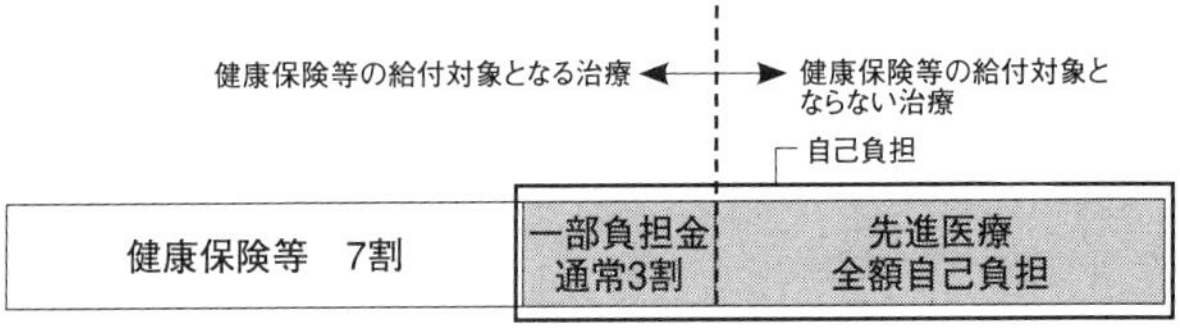

【図表12】総医療費100万円、そのうち先進医療費20万円の場合の自己負担

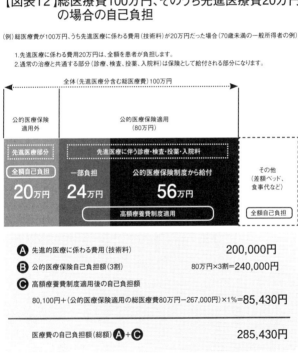

(例)総医療費が100万円、うち先進医療に係わる費用(技術料)が20万円だった場合(70歳未満の一般所得者の例)

1.先進医療に係わる費用20万円は、全額を患者が負担します。
2.通常の治療と共通する部分(診療、検査、投薬、入院料)は保険として給付される部分になります。

Ⓐ 先進的医療に係わる費用(技術料)　200,000円

Ⓑ 公的医療保険自己負担額(3割)　80万円×3割=240,000円

Ⓒ 高額療養費制度適用後の自己負担額

80,100円+(公的医療保険適用の総医療費80万円−267,000円)×1%=85,430円

医療費の自己負担額(総額)Ⓐ+Ⓒ　285,430円

加えればすみます。つまり、20万円＋8万5430円＝28万5430円が、自己負担額となります。ただし、先進医療とは言うものの、現在、認可されているなかには、メディアで紹介されているような最先端の治療法はほとんど入っていません。また、指定病院数も多くありません。そのため、それぞれの先進医療技術の対象患者のうち、実際に先進医療を利用している人は0・1〜0・3％くらいしかいないと言われています。

では、先進医療にはどんなものがあるのでしょうか？

代表的なのが、「陽子線治療」と「重粒子線治療」の二つです。この二つとも放射線療法で、体への負担が少ないという特長があります。陽子線はX線やガンマ線と比べて、人体に入っても弱くならず、一定の深さで一気にエネルギーを放出します。そのためピンポイントでがん細胞を叩けるので、副作用がほとんどないのです。

そこで、保険会社はがん保険加入者にこの二つの先進医療をオプションで勧めます。「どちらも保険適用外のため、治療を受けるには300万円前後の治療費が必要となります。すぐに用意できる金額ではないので、安心のためには特約をつけておいたほうがおトクです」というのが、その理由で、月々300円程度ですからつける人は多いようです。

しかし、陽子線治療自体は、アメリカでは1961年から臨床応用が始まっているため、先進医療とは呼べません。また、陽子線治療は、1ヵ所に固まったがん細胞を叩くには効果的ですが、胃や大腸など不規則に臓器が動く部位の治療には不向きで、再発がん、病巣が散らばったがんは対象になりません。

こうして見ると、先進医療はただの分類にすぎず、文字通りの先進医療とは言えません。厚労省のホームページには、先進医療について次のように記されています。

《「厚生労働大臣が定める高度の医療技術を用いた療養その他の療養であって、保険給付の対象とすべきものであるか否かについて、適正な医療の効率的な提供を図る観点から評価を行うことが必要な療養」として、厚生労働大臣が定める「評価療養」の1つとされています。》

どこにも〝先進〟とは書いてありません。厚労省としては、とりあえず保険診療との併用を認めてはいますが、まだ保険適用にするかどうかわからないものを一般に先進医療と呼んでいるにすぎないのです。つまり、とくに優れた治療法を指すわけではないのです。

自由診療をすると保険診療も自己負担になる

がんの治療法は日進月歩です。そのため、先端的な医療の多くに厚労省の認可が追いついていません。海外で承認されていて実績があっても、日本ではいつまでたっても認可されないということが起こっています。また、海外や日本で開発されて効果があるとされる抗がん剤も認可が下りていないケースがあります。

したがって、こうした治療を受ける場合は、保険適用外の「自由診療」となって全額自己負担となります。

現在、先進医療で自由診療になっている代表例は、「免疫療法」です。前記したように、がんの3大治療法は、外科療法（手術）、化学療法（抗がん剤治療）、放射線治療の三つですが、これに続く〝第4のがん治療〟として、ずっと注目され続けてきたのが免疫療法です。これは、患者が元来持っている免疫力でがんの治療を行うというもので、抗がん剤などの化学療法や放射線治療などと違い副作用はほとんど観察されていません。しかも、ワクチンを投与することで「がんが消える」とされているので、がん患者さんならたいていの人が知っています。その代表例としては、かつてよく耳にした「丸山ワクチン」があります。また、「ハスミワクチン」も有名です。

しかし、これらの療法を受けると、たとえばハスミワクチンの場合、1回につき40万〜50万円となっているので、1ヵ月で4回やればなんと200万円もかかります。

また、日本で認可が下りていない抗がん剤に、血液がん、悪性黒色腫（メラノーマ）、前立腺がん、甲状腺がんなどに有効とされるものがあります。これらの抗がん剤の大半は1ヵ月あたり100万円以上の薬剤費がかかります。ただし、5大がんでの未承認薬はほと

【図表13】保険診療と自由診療の違い

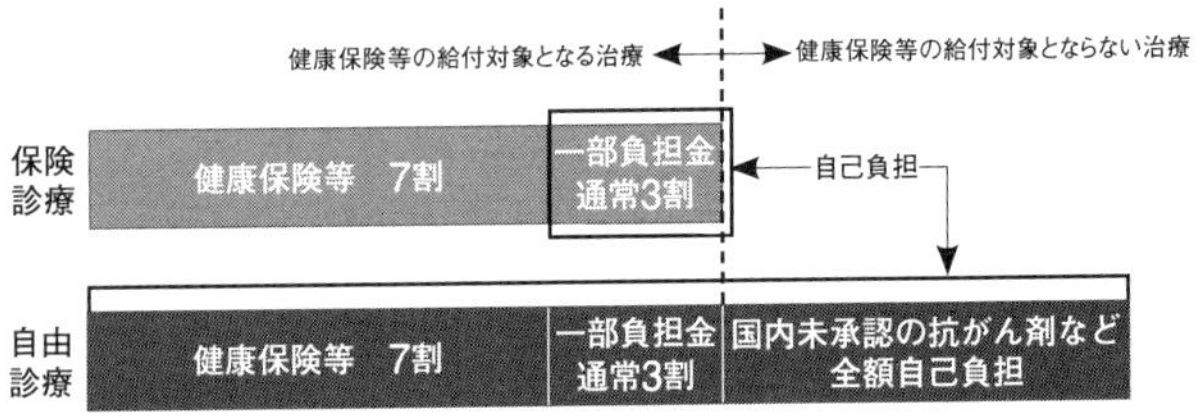

んどありません。

いずれにしても、自由診療を選択した場合、本来保険が適用される治療も全額負担となってしまいます。これは、自由診療と保険診療を併用する「混合診療」が、まだまだ十分に認められていないからです。上の【図表13】は、保険診療と自由診療の違いを表したものです。見ればおわかりのように、自由診療を選択すれば、公的保険は一切利かなくなり、医療にかかる費用はすべて自己負担となってしまいます。

身も蓋もない話ですが、自由診療に関しては「おカネ次第」なのです。おカネがなければ、最先端のがん治療は受けられないと思ってください。

そこで、政府は少しでも患者負担を減らすという名目で、国民皆保険の堅持を前提とし、混合診療の解禁を促進する「患者申出療養」というものをつくりました。この新制度は、2016年4月1日から開始されています。

これは、患者が国内で実績のない新しい治療や投薬を希望する場合、臨床研究の中核となる病院などと相談したうえで、臨床研究中核病院が作成した実施計画、安全性・有効性を証明できる論文とともに、国に申し出を行うことで実施できるというものです。平たく言うと、「患者さんが希望するなら、認可していない治療法でも行ってかまいません。その分だけ自己負担してくれればOKです」ということです。

ただし、この申し出ができるのは、大学病院など質の高い臨床研究をしている臨床研究中核病院、または患者申出療養に対応できる特定機能病院などにかぎられます。申し出があった場合、国は専門家から構成される「評価会議」で審査し、原則として6週間以内に承認されることになっています。この事実上の混合診療の解禁は、一見すると患者にとってメリットが大きいように思えます。これまで受けたくても受けられなかった先進医療が受けられるうえ、保険適用部分は3割負担ですむからです。

しかし、話はそんな簡単なことではありません。じつは、今後、混合診療が大幅に認められると、一般の人にとってデメリットのほうが大きくなる可能性があるのです。なぜそうなるのでしょうか?

がんの先進治療は国家財政を破綻させる

ここでは、前述した免疫療法が本当にがんに効くことが証明されたらどうなるだろうか？　と考えてみてください。また、目覚ましい効果がある抗がん剤が認可されたらどうなるか？　とも考えてください。

混合診療が事実上解禁されたことから言えば、厚労省はこれらをやがて先進医療として認可し、保険適用を進めていくというのが自然な流れです。

国民皆保険制度では、国民誰もが平等に医療を受けられるというのが原則だからです。また、効くとわかった療法を保険適用しないのは、制度の主旨に反するからです。ところが、これは、私たちのまったくの思い違いかもしれないのです。

その理由は二つあります。

一つ目は、年々医療費が増大しており、これを抑えることが国の緊急のテーマとなっていること。二つ目は、ＴＰＰ（環太平洋パートナーシップ）協定が承認・発効すれば、医療保険システムも今後はアメリカ化することが必至だということです。この二つ目の理由は後述するとして、一つ目の医療費増大が、どのような影響をもたらすかを考えてみましょう。

２０１６年2月、日本赤十字社医療センターの國頭英夫・化学療法科部長が、厚労省のある部会で、「この薬が出たことで国家が滅ぶことにならないか」と発言したことが、医療業界内で大きな波紋を呼びました。このクスリというのは、小野薬品工業と米ブリストル・マイヤーズスクイブが10年かけて開発した「オプジーボ」です。

オプジーボは「免疫チェックポイント阻害剤」と言われ、画期的ながん免疫療法剤として、２０１４年７月にメラノーマ（皮膚がん）で、２０１５年12月に切除不能な進行・再発の非小細胞肺がんで、厚労省が認可し、保険適用されたクスリです。このオプジーボは、腎臓がん、肝臓がん、大腸がんなどにも効果があるとされ、手術のできない末期がん患者にも劇的な効果があることから、〝夢の新薬〟とさえ言われました。ところが、薬価がべラボーに高いのです。このことを、國頭氏がずばり指摘したのです。

「たとえば、体重60キロの肺がん患者への投与で１回１３３万円。２週間に１回の投与で年間に26回投与すると３５００万円かかる。10万人いる非小細胞肺がん患者の半数に投与すると、薬剤費は１兆７５００億円にも上る。医薬用薬剤費が年間10兆円の日本ではとても払えない金額だ。国家の安全が揺らいでしまう」

この指摘は、まさにそのとおりと言えます。こんな高額では、オプジーボを保険適用でどんどん使うことになれば、医療費はたちまちパンクしてしまいます。國頭氏の指摘後、メディアでも大きな論争が巻き起こりました。ＮＨＫの『クローズアップ現代＋』（２０１６年７月13日放送）でも取り上げられ、そのなかで、東大大学院の五十嵐中・准教授（薬剤経済学が専門）が、次のような発言をしました。

「いまの日本は4人に1人の高齢者が全体の6割弱の医療費を使っているのが現状です。いままでは税金や保険料、患者の負担割合を上げて賄ってきましたが、このままではまずいので、クスリの使用に優先順位をつけるという考え方が医師のほうから出てきたことは大きいと思っています。クスリの使用にメスを入れざるを得ないところにきていると思います」

結局、厚労省は〝夢の新薬〟使用にブレーキ

オプジーボの大論争が起こるなか、出てきたのが、オプジーボをめぐる別の問題です。オプジーボと別の種類のがん治療薬を併用したところ、重篤な副作用症状が現れた結果、死亡例も出ていたことが明らかになったのです。

小野薬品工業の発表によると、オプジーボの投与後に別の治療薬「タグリッソ」(英アストラゼネカ)を使用した患者のうち、7例で間質性肺疾患を発症し、そのうち3人が死亡。また、オプジーボの投与から数週間後に、自由診療の「がん免疫療法」を受けた患者のうち6例に重い副作用が発生し、1人が死亡したというのです。

こうしたことも影響したのでしょう、厚労省は「高額な画期的新薬」の使用にブレーキをかけることを発表しました。7月21日付の日本経済新聞は次のように書いています。

《厚生労働省は抗がん剤などの高額な画期的新薬の適正使用に乗り出す。病院に一定の経験がある専門医を置き、緊急対応ができることなどを要件とする使用ガイドライン（指針）を作る。新薬は思わぬ副作用が出るほか、医療費も高騰しがちなため、医師や医療機関に対し投与の適正化を促す。指針の第一弾はがん免疫治療薬「オプジーボ」とし、指針を満たさない場合は公的医療保険を適用しない方針だ。》

この厚労省の指針は２０１６年度末までにまとめられ、早ければ２０１７年度中に適用されます。つまり、今後、がんに関しては新しい治療法、効果的な新薬がどんどん開発されたとしても、それが保険適用されて、国民誰もがその治療を受けられるとはかぎらなくなったのです。

がんの新薬はオプジーボのほかにも、月額１９００万円もかかる治療薬「ミファムルチド」など超高価なものが登場しています。バイオ技術の発達で、こうした高価な新薬はさらに続々と登場すると考えられています。

これはがんのクスリにかぎりません。たとえば、アメリカのバイオファーマ企業ギリアド・サイエンシズ社は「ハーボニー」という C 型肝炎が１００％治るという夢の新薬を発売しました。なんと、このクスリは１錠で約８００ドル（約8万円）もします。治癒まで３ヵ月かかるので、１日１錠３ヵ月で約７２０万円です。そのため、日本での認可は難行しましたが、ついに２０１５年９月に発売されました。厚労省が医療費助成の対象としたので患者の自己負担は月１〜２万円となり、爆発的に売れました。しかし、国の医療財政は一気に悪化しました。

今後、一般人は先進医療の恩恵を受けられない

医学の進歩は、これまでたしかに私たちを救ってきました。新しい治療法、検査技術、新薬が登場し、それに誰でもアクセスできる日本の国民皆保険制度は、現在までは素晴らしい制度でした。

たとえば、いまでは一般的に行われているＣＴもＭＲＩも、昔は保険適用ではありませんでした。腹腔鏡手術も心臓のバイパス手術も保険適用ではありませんでした。それが保険適用されたために、誰もがその恩恵を受けられるようになったのです。

しかし、今後はそうはいかないでしょう。いくら予測もつかない劇的な特効薬が開発されても、それを一般国民は使えないのです。場合によっては寿命を延ばすクスリもできるかもしれません。しかし、その価格は一般国民にはとても払えない額になるはずです。

そんななか、先ほど挙げた二つ目の理由、ＴＰＰがいずれ承認・発効される可能性があります。本稿執筆時点ではどうなるか予測できませんが、仮に承認・発効されれば、日本

にアメリカ型の医療保険がどっと入ってくるはずです。

アメリカの保険制度では、多くの国民が民間の保険会社と契約して、それに見合う医療を受けることになっています。

したがって保険会社は、日本での混合診療の解禁が進めば、自由診療の枠内にある治療法で十分利益を上げられるようになります。そのため、現在、自由診療となっている先進医療や画期的な特効薬などが公的保険に入ることに反対するでしょう。

たとえば、一度自由診療の枠内に入った治療法がすぐに公的保険として認可されるとなると、保険会社は保険が組めなくなってしまうからです。ある治療法が自由診療から保険適用になれば、その時点で保険は失効してしまいます。

それで、政府にロビーイングして、保険適用の動きを阻止してしまうことが考えられるのです。

つまり、最先端のがん治療がいくら確立されても、一般人はその恩恵を受けられなくなります。受けられるのは、いままで以上にお金持ちだけということになります。

このように見てくると、国民皆保険というのは、もはやタテマエの話になり、本当のところは〝ある程度〟までということにすぎなくなるのです。

つまり、この先は、先進医療が認可され保険適用されるなどということはほとんど起こらなくなります。とくに、混合診療の解禁が進めば、この傾向が強くなるはずです。それでなくとも、今後、公的保険の自己負担額は3割から、4割、5割と上がっていく可能性があります。そして、夢の新薬を使うような治療は高度先進医療に指定されて、患者の全額自己負担のままとなるのです。この負担を少しでも減らしたいなら、民間の保険に加入することになります。しかし、この保険は高額です。

露骨な言い方になりますが、「お金持ちだけが健康で長生きして、普通の高齢者は治る病気も治療できずに死んでいく」ということが起こります。そんななかで、私たちはなんとか医療費をやりくりするというわけです。

民間のがん保険は必要なのか?

それでは、この章の最後に、民間のがん保険について考えてみます。たとえば「がんと診断されたら一時金として200万円、入院1日につき1万円がもらえる」という保険に加入している人は案外多いようです。とくに現役世代は、がんになったら治療費がかかるうえ、仕事の休業など収入面でのダメージも大きいので、がん保険に入るようです。

しかし、2人に1人ががんになるといっても、それは高齢者になってからの話。実際のところ、現役のとき(30~50歳)にがんに罹患する人は10人に1人もいません。

国立がん研究センターが出している「がん罹患リスク」を年代別に見ると、50歳の男性が10年後までにがんにかかる確率は6％、60歳の男性が10年後までにがんになる確率は16％となっています。つまり、2人に1人はがんになるといっても、年齢を超えた統計で見ただけの話なのです。もちろん、加齢とともにがんの発生率は上昇していきます。そして、がん罹患率がとくに高まるのは、75歳の後期高齢者になってからです。

とすると、現役時代から何十年にもわたってがん保険を払い続けるのは、じつは払い損ではないかという疑問があります（もちろん、一生がんにかからなければ払い損ですが）。

そこで、仮に男性の平均寿命80歳でがんになると仮定して、保険料を試算してみます。この試算には、「アクサダイレクトのがん終身」の基本プラン（がん入院給付金日額1万円、がん診断給付金100万円）を使います。保険料は将来にわたって一定としました。一つ目の試算は30歳で契約して80歳まで保険料を払い続ける場合、二つ目の試算は50歳で契約して80歳まで払い続ける場合としました。

すると、前者の払込総額は約73万円、後者は約96万円となりました。この結果は意外です。歳を取ってからより、むしろ若いうちに契約したほうがコストは低くなるからです。これは、生命保険の保険料は運用によって得られる収益を見込んで割り引かれるためで、これを予定利率と呼んでいます。つまり、運用期間が長いほど割り引かれるのです。とすると、なるべく早く加入したほうがトクなのでしょうか？

　ここで、思い出してほしいのが、この章の冒頭に述べた「実際にかかる治療費はほぼ300万円以下。がんの半分以上は、100万円以下の治療費ですむ場合がほとんど」ということです。

　とすれば、前者は約73万円払って100万円受け取る、後者は約96万円払って100万円受け取るわけですから、治療費はなんとかカバーできます。しかし、特に後者では払込額と受取額に大きな差はありません。これを損得だけで考えるなら、保険料を払うより、その分どこかに預金するか、あるいは自分で運用したほうがいいのではないでしょうか？

もちろん、これは現行の公的保険制度が将来にわたって改正されずに維持されていくことが前提ですが……。

　こういうことから、私は、がん保険は基本的に入らなくてもいい。入るならなるべく若いうちに。60歳を超えてからはほぼ意味がないと思っています。

コラム(4)

がん検診は無駄？　それとも有効？

■がん検診は無意味という検証論文が話題

「がんは早期発見、早期治療が第一」と言われているので、がん検診を受ける方は年々増えています。

しかし、検診の効果のほどは疑問です。

２０１６年の東京都知事選で野党統一候補となった鳥越俊太郎氏は「がん検診１００％」を選挙公約に掲げましたが、残念ながらそれが達成されても、がんが治ったり、死亡率が低下したりするわけではありません。

がんの部位、性質にもよりますが、検診を受けたことでがんが治った、死亡率が低下したという確かなデータはないのです。一部のがんでは検診の有効性は確認されていますが、最近では、これまで行われてきたがん検診の多くが無効という調査結果が多く出ています。

とくにアメリカではこのような調査研究がよく発表されていて、最近では英国の医師会雑誌『ＢＭＪ』に載った米国オレゴン健康科学大学准教授のヴィナイ・プラサッド医師らの論文を『週刊文春』（２０１６年３月３日号）が取り上げ、『「がん検診は意味がない」の衝撃』として伝えたため、各方面で話題になりました。

プラサッド医師らは、各種がん検診の効果を検証したデータをがんの種類ごとに統合して解析した研究（システマティックレビュー）を調べた結果、10の研究のうち三つでは対象のがん死亡が減少していたのですが、あらゆる要因によるすべての死亡（総死亡率）が減ったことを示した研究は一つもなかったと言うのです。

要するに、総死亡率において、がん検診の受診者と非受診者には差がないことを、「科学的エビデンス」に基づいて確認したわけです。すでに、大腸がん、乳がんは検診を受けても総死亡率は下がっていないという研究論文が発表されています。

また、過剰検診に伴う弊害についても触れられており、たとえば、前立腺がん検診（ＰＳＡ検査）では、要精密検査により組織を取って細胞検査をしますが、そのときダメージを受けて入院したり、死亡したりするケースがあると述べています。実際、ＰＳＡ検査は米国予防医学作業部会が、２０１２年に「検査の利益より不利益が大きい」として、推奨しないという勧告を出しています。

ただ、このような「がん検診、無意味論」は、あくまで統計に基づくものなので、すべての個人に適用できるとは言えません。

がん検診によってがんが発見され、治療を受けて助かり、長生きした例はいくらでもあります。つまり、統計的な検証により、公費によるがん検診は抑制すべきですが、それを受けるか受けないかは、きわめて個人的なことになるということです。

実際のところ、検診でがんが見つかるのは通常は０・５％以下とされています。それを考えると、ほとんどの人にとってがん検診は無駄となります。

つまり、統計学ではメリットが小さいのです。しかし、集団の確率をもって個人が検診を受けるかどうかを決めることはできません。心配な方は受ければいいと思います。

ただし、近藤誠氏（元慶應義塾大学医学部放射線科講師）が言うように、がんには「がん」と「がんもどき」があるとすれば、検診で発見されたものが「がんもどき」だった場合、しなくてもいい手術をしてかえって体をガタガタにしてしまうというデメリットもあります。

■有効ながん検診と無意味ながん検診

そこで、知っておきたいのが、「どんながん検診が無意味で、どんながん検診が有効なのか？」ということです。

現在、日本のがん検診は、臓器ごとに行われています。国が集団がん検診として推奨しているのは、「胃がん」（胃X線検査または内視鏡検査）、「肺がん」（胸部X線検査及び喀痰細胞診）、「乳がん」（乳房X線検査＝マンモグラフィ）「大腸がん」（便潜血検査）、「子宮頸がん」（細胞診）の五つです。

この五つを「5大がん検診」とし、これらはいちおう科学的根拠があるとされていますが、はたしてそうなのか？　また、ほかのがん検診はどうなのか？　以下、順に述べてみます。

［胃がん検診］

２０１６年から、胃がん検診の対象年齢が40歳以上から50歳以上に、検診間隔も年１回から2年に1回に変更されました。

胃がんは、そのほとんどが、ヘリコバクターピロリ菌が遠因なので、この感染を血液検査などで調べる「胃がんリスク分類」判定が行われています。

その結果、リスクが高いとされると「胃内視鏡検査」（いわゆる「胃カメラ」）を受けることになります。ということは、ピロリ菌検査をまず受けておけば、胃がんそのものの検診を受ける必要はあまりないということです。

胃がん検診では、造影剤のバリウムを飲んでレントゲン撮影をする胃X線検査も行われていますが、効果のほどはあまり期待できません。これで異常が発見されると、結局、内視鏡を使った「胃内視鏡検査」を受けることになるからです。胃内視鏡検査では良性のポリープも発見されます。

現在、早期で発見できれば治癒率は90%を超えているので、50歳以上になったら1回は受けておくべきでしょう。その後は2年おきとされますが、もっと間を空けても問題はありません。

［肺がん検診］

すでに欧米では、肺がん検診のためのX線検査は奨励されなくなっています。しかし、日本ではいまだにX線集団検診が行われています。その根拠は、1990年ごろまでに各地で行われた症例対照研究ですが、その効果のほどは疑問です。

しかも、レントゲン写真を読み取るには2人の医師によるダブルチェックが必要なのですが、その実施率は低いのです。

米国国立がん研究所が2011年に公表したランダム比較試験では、年1回のX線検査を受けても肺がんの死亡率は減少しないという結果が出ています。

また、検査が非喫煙者や女性が対象の場合には、「過剰診断がん」とされる、放置しても症状が出るほど進行せず、検診を受けなければ発見されることのなかったがんが、治療を必要とするがんの8倍近く見つかってしまうということも指摘されています。

X線検査で異常が認められると、次は胸部CT撮影検査を受けることになります。そして、病理検査で確定診断となるわけですが、統計的に見ると肺がん検診はそれほど意味がないようです。

［大腸がん検診］

便潜血法による大腸がん検診は、簡単で安価なため、現在幅広く行われています。また、その有効性も確認されています。便に血が混ざっているということは、なんらかの体内異常のサインだからです。

また、大腸内視鏡検査も見逃し率が低いので、がんの発見には有効とされています。ただ、死亡率を下げる効果があるかどうかは、データ的に証明されていません。

毎年内視鏡検査を受けている方がいますが、そこまでは必要はなく、一度受けたら少なくとも2年後以降の再検診でいいでしょう。

［乳がん検診］

乳がん検診は、世界各国で研究・検証されてきて、その結果、マンモグラフィは明らかに死亡率を下げるとされています。ただ、小さながんを見落としてしまうことがあります。そのため超音波検査を加え、発見率を高めることになります。

ただし、検診で見つかる乳がんは、そのがんがはたして大きくなるかどうかという識別ができないようです。したがって、検査を受けて発見された場合、その処置をどうするかは医師とよく相談して決めることになります。

なんでもかんでも手術してしまうものではありません。

［子宮頸がん検診］

子宮にできるがんには「子宮頸がん」と「子宮体がん」があります。子宮がん検診と呼ばれる場合、一般的には子宮頸がん検診を指します。

というのは、子宮体がんは40代以降で発症する例が圧倒的だからです。そのため、世界各国で、若い女性には子宮頸がん検診（子宮頸部の細胞を採取して生体検査を行う「細胞診」）が実施されています。子宮頸がんは、ヒトパピローマウイルス（HPV）の感染が原因のため、HPV保持が見つかった場合、検査を受けることになります。ただし、子宮頸がんはHPVに感染してから5〜10年ほどかけてゆっくり進行していくので、早期発見できればほぼ完治できます。

厚労省の調査によると、日本における子宮頸がん検診の受診率は世界的に見ても低いという結果が出ています。アメリカの受診率が80％以上なのに対して、日本は約40％です。

［そのほかのがん検診］

現在のところ、有効とされるがん検診はそれほど多くありません。明らかに有効なのは、これまでに述べた「大腸がんの便潜血検査」「乳がんのマンモグラフィ検査」「子宮頸がんの細胞診」の三つでしょう。

ただし、日本人で発症の確率が高く早期発見しやすいとされる「胃がん検診」「肺がん検診」は、念のために受ける意味はあると思います。

以上五つの検診のほかに、「前立腺がん」「甲状腺がん」などの検診がありますが、これらは単独で受けてもあまり意味がないでしょう。

さらに、「膵臓がん」「胆管がん」などの検診もあります。これはCTやMRIを使い、腫瘍マーカーと組み合わせて行われますが、疑いが生じたときに行われるものです。

ただし、膵胆がんは発見されたときは進行が進んでいる場合がほとんどです。

■主ながん（5大がん）検診の値段

2009年度以降、国は、大腸がん、乳がん、子宮頸がんについては、一定年齢の人に検診無料クーポン券を送付して、検診を受けるよ

【図表14】がん検診で自己負担がある場合の費用

	胃がん	肺がん	大腸がん	乳がん	子宮頸がん
500円以下	7.6%	51.3%	42.9%	4.9%	7.2%
501〜1000円	14.5%	25.8%	23.9%	17.5%	22.3%
1,001〜1,500円	12.9%	3.8%	5.0%	17.8%	18.1%
1,501〜2,000円	13.8%	0%	0.1%	15.8%	17.2%
2,001〜2,500円	6.9%	0%	0.2%	6.1%	5.1%
2,501円以上	26.7%	0%	2.4%	6.4%	2.6%

出典：「厚生労働省「市区町村におけるがん検診の実施状況等調査」（平成25年度）。検診が対象にかかわらず無料であるとした以外の市区町村で自己負担がある場合の費用を調べたもの。未回答があるため合計が100％にならない場合がある。

うに奨励しています。

したがって、このクーポンを使えば検診を無料で受けることができるので、受けないよりは受けたほうがいいと言えます。

また、地方自治体では、五つのがん検診を無料で、あるいは自己負担額を抑えて有料で実施しています。

【図表14】は、自己負担がある場合の実施状況（％）と費用を示したものです。胃がんなどを除いて費用はほとんど2000円以内の少額ですんでいます。

したがって、効果はどうであれ、「安心」のためには、受診しておいたほうがいいとは言えます。

これらの五つ以外のがんの検診を受けたい場合は、公的補助がないので、一般の医療機関に申し込んで受けることになります。もちろん、その五つのがん検診も含めて受診できますが、その

【図表15】保険適用外でのがん検査の値段

検診コース		男性	女性
総合検診		119,200円	145,100円
総合検診＋PET／CT検査		227,200円	253,100円
単独検診	肺がん	38,600円	
	乳がん	-	27,300円
	消化管がん＊	77,700円	
	上部消化管がん内視鏡	45,300円	
	大腸がんCT	56,100円	
	子宮頸がん	-	32,900円
	PET/CT	138,000円	

＊単独検診：消化管がん検診コースでは、上部消化管がん内視鏡検査と大腸内視鏡検査が含まれています。
出典：国立がん研究センター中央病院のホームページより

費用はすべて自己負担となります。

【図表15】は、国立がん研究センター中央病院（東京都中央区）がホームページで公開している「がん検査」の値段です。

ほぼすべての部位のがんを調べてもらうには、「総合検診＋PET／CT検査」を受けることになります。PETの正式名称は「陽電子放射線断層撮影法」（Positron Emission Tomography）と言い、「一度の検査で全身を調べることができる」ので、近年、急速に普及してきました。しかし、その費用は男性で22万7200円、女性で25万3100円とかなりの高額です。

第6章　「部位別」10年生存率と、無用ながん手術

コラム（4）大橋巨泉氏と愛川欽也氏の選択

私は、でもふれたように近藤誠氏（元慶應義塾大学医学部放射線科講師、がんに関する著書多数）の「がんにはがんもどきと本物のがんがある」という理論に、ある意味で共鳴しています。それは、近藤氏のこの理論が数多くのデータから導き出されたものだからです。この近藤理論にのっとると、ほとんどのがんは手術しなくていいということになります。なぜなら、現在の医学ではがんもどきと本物のがんの区別はつかないからです。

もっと具体的に言うと、《発見されたがんが、「転移するがん幹細胞によるもの」（がん）ならば、いくら早期でもそれ以前の段階で転移は起きているので、手術で根治することは不可能。逆に、「転移する能力がないがん幹細胞によるもの」（がんもどき）ならば、放っておいても「おでき」のようなものなので、慌てて手術や抗がん剤治療を受ける必要はない》ということです。

こうして、近藤氏は〝がん放置療法〟を勧めるわけです。ただし、ここで問題があるのは、この理論がすべてのがんに適用できるわけではないこと。手術をしたほうがいいがんも確実にあるということ。さらに、がんが発見された後にそのままにしておくことで、患者さんの精神的な状況がいままで通りに保てるかということです。

誰もが自分にがんがあると診断されて、そのまま放置しておけるでしょうか？

２０１６年７月に、大橋巨泉氏が82歳で、３度のがん手術と４度の放射線治療を受けた「がんとの闘い」の末に亡くなりました。「どうぞ大橋巨泉の闘病生活に〝アッパレ〟をあげて下さい」と寿々子夫人はコメントを出しましたが、巨泉氏のがんに対する姿勢は「疑わしきは切る」（『週刊文春』２０１６年８月４日号、医療ジャーナリスト・長田昭二氏の記事）というものでした。

巨泉氏は大学３年のとき、母親を子宮がんで亡くしていますが、これは誤診の結果でした。医師の診断は「子宮筋腫」で、手術の必要はないというものだったからです。しかし、亡くなってみると体中のリンパなどにがんがたくさん発見されたのです。

この経験から、巨泉氏は「疑わしきは切る」と誓い、最期までそれを実行したのです。

巨泉氏の最初のがんは２００５年に人間ドックで発見された胃がんで、厚さ１・２ミリの早期がんでした。このとき、「内視鏡で確実に切除できるが、その後の転移の有無が不明確になる」ということで、即座に「開腹手術」を選択しています。その後、２０１３年に中咽頭がんが見つかり、これも手術。そうしてがんとの闘いを続けた後に、最終的に医療用麻薬の誤投与の結果、亡くなりました。

巨泉氏と対照的なのが、２０１５年４月、80歳で肺がんにより亡くなった愛川欽也氏です。当時の事務所の発表では、「昨年冬より体調の不安を訴え、検査いたしましたところ、肺癌であることが判明いたしました。本人のたっての希望により、入院はせず在宅での懸命な治療を続けて参りましたが、容態が急変し自宅にて旅立ちました」(愛川企画室)ということですから、愛川氏は手術を選択せず、そのまま逝ったことになります。愛川氏のがんは発見時にはすでに脊髄に転移していたというので、がんはステージⅣの終末期だったと思われます。

したがって、ここで手術や抗がん剤治療などを拒否し、最期のときまで仕事を続けることを選んだのでしょう。そのため、愛川氏は、人気テレビ番組『出没！　アド街ック天国』の出演を続け、記念すべき1000回を支障なくこなすことができました。

ただし、降板発表からわずか1ヵ月で自宅で寝たきりになり、あっという間に逝ってしまいました。愛川氏は最期のときまで「仕事に行こう」と言っていたといいます。

この巨泉氏と愛川氏の選択のどちらが正しいかということは言えません。がんの部位、ステージにもよりますし、さらに年齢、個人の生き方によるからです。

「神の手」外科医もいれば「紙の手」外科医もいる

私が、がんの患者さんやその家族の方から受ける相談でもっとも多いのが、「いい先生を紹介してくれませんか？」です。実際、じつに多くの方が手術を選択していますが、手術を選択するとなると、今度は、その手術を受ける医者に対して不安を抱くのです。

たとえば、「直腸がんと診断されました。手術を受けることになったのですが、いまかかっているお医者さんでいいのかどうか不安です」と言うのです。

これは、手術を受けるとなると、医者の腕次第で、術後の状況が変わるということを知っている方が増えた結果です。実際、外科医の場合、医者選びに失敗すると取り返しのつかないケースがあります。これは、医療過誤事件が多発していることを見れば、みなさんもおわかりになると思います。

はっきり言いますと、外科医というのは「切ってナンボ」です。手術が下手な医者もいれば、「神の手」(ゴッドハンド)を持つ医者もいます。そういう外科医は年間に数百例の手術を行い、高い成功率を記録しています。しかし、その一方で、年に数回しか手術していないのに、大学教授として世の中から高く評価されている医者もいるのです。こういう医者のことを、研究論文ばかり書いて手術室とは縁遠いという意味で、私は「紙の手」と呼んでいます。

また、若手で功名心に走り、実際にはほとんどやったことがないのに、難しい手術に挑戦してしまう医者もいます。このような医者にかかると、患者さんは〝実験台〟にされたのと同じですから、予期せぬ悲劇が起こってしまいます。

もともと腕のいい外科医は手術の依頼数も多くなります。そうして、さらに腕が磨かれます。現場に立つ回数が多いため、手術上の困難を前もってシミュレーションできるようになります。手術中には、大量出血などのハプニングが起こることもあるからです。

というわけで、手術を選択するといっても、そう簡単なことではないのです。

話は少しそれるかもしれませんが、これまで私は医療過誤事件を厳しく追及してきました。それは、世の中で事故が起こるのは仕方ないとしても、ほかの事故（交通事故など）に比べ、なぜ医者だけが責任追及を免れるのか？　という疑問から来ています。

たとえば、電車の運転士でも飛行機のパイロットでも、人命を直接預かる人間の仕事上のミスは厳しく追及され、再発防止策が取られます。ところが、医者の世界はそうなっていません。一般の職業に比べて、高い報酬や身分の安定が保障されているにもかかわらず、そのことを重く考えていない医者が存在するのです。後述しますが、２０１０〜２０１４年に起こった群馬大学の腹腔鏡手術事件（多数の患者が死亡）はその典型です。

もちろん最善の策を尽くし、医者の側になんの落ち度がなくても、偶発的な医療事故が起こることは少なくありません。ところが自分の側に非があればあるほど、医者や病院は隠蔽《いんぺい》・改竄《かいざん》に走るケースが跡を絶たないのです。

このようなリスクも考えたうえで、手術を受けるかどうかは、やはり、ご自身で判断しなければなりません。がん手術の場合、「がん発見→手術」というお決まりのコースを疑う姿勢を常に持っていてほしいと思います。

公表された「10年生存率」を見てみる

さて、以上のことを踏まえて、よく言われている「がんの生存率」から、手術の是非を検証してみたいと思います。

2016年1月、国立がん研究センターは、「全国がん（成人病）センター協議会」（全がん協）の協力を得て、がん患者を追跡調査した「10年生存率」というものを初めて公表しました。これまでは「5年生存率」が一般的でしたが、10年間の追跡調査の結果が公表されたことで、がんに対する見方がかなり変わりました。これは、画期的なことと言っていいと思います。

なお、詳しく知りたい方は、国立がん研究センターのホームページを見てください。

http://www.ncc.go.jp/jp/information/press_release_20160120.html

この国立がん研究センターのデータで、まず注目したいのが、集計したすべてのがんの全臨床病期の10年生存率が58・2％だったということです。がん患者の半数以上の方が、なんと10年以上も生きているわけです。つまり、がん発症以降の人生は想像以上に長いわけです。

もちろん、これはがんの発症部位、ステージによって大きく異なります。

生存率が90％以上だったのは、甲状腺がんで90・9％。病期ごとの生存率はⅠ・Ⅱ期が100％で、Ⅲ期が94・2％、Ⅳ期が52・8％です。つまり、甲状腺がんは、深刻になるようながんではないと言えます。甲状腺がんに続くのが、前立腺がんで生存率は84・4％。前立腺がんは早期発見がしやすいがんの代表ですが、この数字を見ると、「早期発見→手術」が本当に必要かどうかはじつに疑わしいのです。むしろ、早期発見で手術したために排尿障害や性機能障害を起こしてしまう可能性があることを思うと、高齢者の前立腺がんは放置しても問題はないと言えるでしょう。

その一方で、10年生存率が低いがんもあります。食道がんは29・7％、胆がん（胆嚢・胆道がん）は19・7％、膵がんは4・9％となっていて、これらのがんは、難治性のがんと言えます。

では、死亡者が多い「5大がん」（胃がん、肺がん、大腸がん、肝がん、乳がん）はどうでしょうか？

胃がんや大腸がんは、診断から5〜10年目の生存率は約70％で、5年後以降の再発の可

【図表16】5大がんの生存率

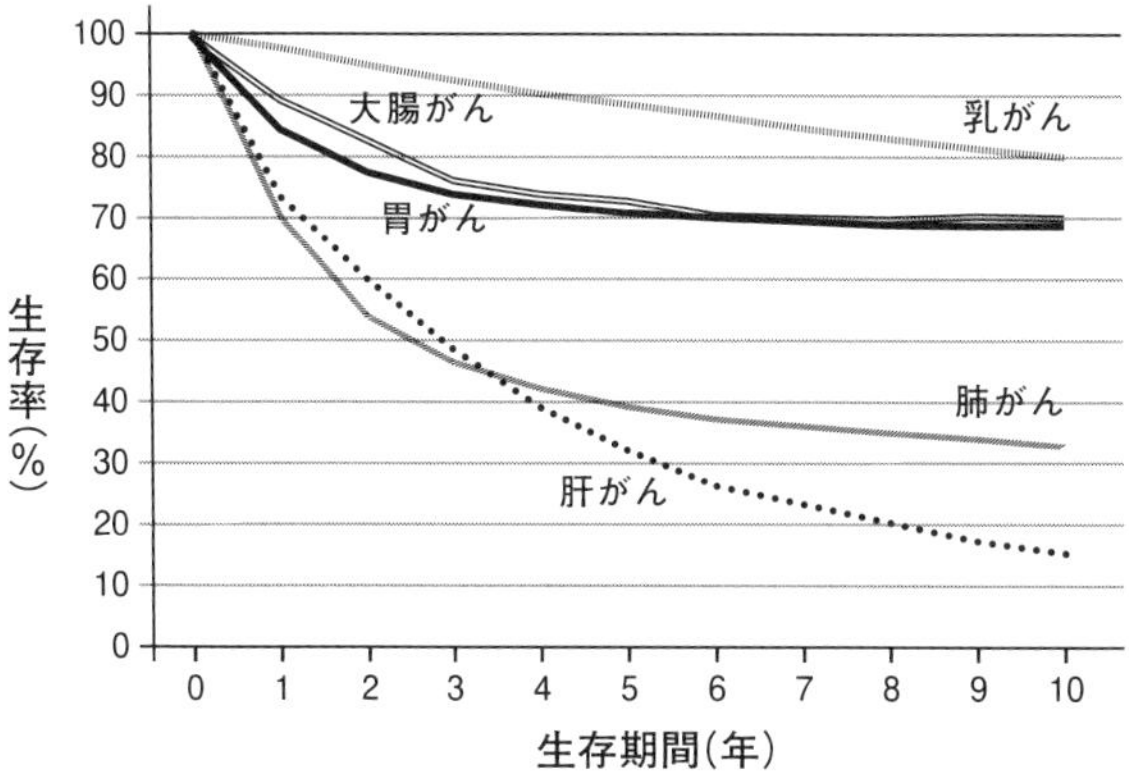

【図表17】がんの種類別10年生存率

	病期				全症例 ( )は5年
	I期	II期	III期	IV期	
食道	64.1	36.9	15.4	4.8	29.7(38.1)
胃	95.1	62.7	38.9	7.5	69.0(70.9)
結腸	98.6	85.2	74.8	8.7	70.6(72.0)
直腸	94.1	83.3	63.0	6.0	68.5(72.2)
大腸	96.8	84.4	69.6	8.0	69.8(72.1)
肝臓	29.3	16.9	9.8	2.5	15.3(32.2)
胆嚢・胆道	53.6	20.6	8.6	2.9	19.7(23.6)
膵臓	29.6	11.2	3.1	0.9	4.9(6.5)
喉頭	93.9	63.0	53.0	54.1	71.9(81.2)
気管、肺	69.3	31.4	16.1	3.7	33.2(39.5)
乳房	93.5	85.5	53.8	15.6	80.4(88.7)
子宮頸	91.3	63.7	50.0	16.5	73.6(78.0)
子宮体	94.4	84.2	55.6	14.4	83.1(83.8)
卵巣	84.6	63.2	25.2	19.5	51.7(59.2)
前立腺	93.0	100	95.6	37.8	84.4(87.4)
腎・尿管	91.3	76.4	51.8	13.8	62.8(65.9)
膀胱	81.4	78.9	32.3	15.6	70.3(74.1)
甲状腺	100	100	94.2	52.8	90.9(92.4)
全体	86.3	69.6	39.2	12.2	58.2(63.1)

※単位は%。国立がん研究センターなどによる

能性は低くなります。一方、乳がんは5年後が約90％、10年後が約80％と下がってはいますが、生存率が高いがんということが言えます。

ところが、肺がんと肝がんは生存率50％を切っているので、この二つはやっかいながんであることがわかります。前ページの【図表16】と【図表17】は、これらのデータをまとめたものです。がんは怖くないといっても、このように難治性のがんは存在し、5大がんのなかでは肺がんと肝がんがこれにあたります。また、5大がん以外では、前記した食道がん、胆がん（胆嚢・胆道がん）、膵がんがこれにあたります。

そこで、次に5大がんを「生存率50％以上」のがんと「50％未満」のがんに分けて、どのように対処したらいいのかを考えてみることにします。

生存率50％以上の「大腸がん」「乳がん」「胃がん」

5大がんのうち、10年生存率が全体で50％以上のがんは、「大腸がん」「乳がん」「胃がん」の三つです。もちろん、ステージによって異なりますが、発見されたときの年齢によって、早期ならばすぐ手術するかどうかは考えものです。高齢になればなるほど、手術は体にこたえるからです。

［**大腸がん**］

大腸がんは、盲腸、結腸、直腸、肛門に発生するがんをひとまとめにして言っていますが、とくに日本人はS状結腸と直腸にがんができやすいとされています。国立がん研究センターが２０１６年7月に公表したデータによると、２０１６年の大腸がん患者数は14万７２００人と予測されています。また、生涯で男性は11人に１人、女性は14人に１人が罹患するとされます。ただし、**【図表17】**にあるように、Ⅲ期でも生存率が約７割ですから、発見されても、転移を起こしているⅣ期を除いては心配することはそうないでしょう。医者から見ると、大腸がんは比較的対処のしやすいがんです。というのは、「進行が遅い」「早期発見が可能」「治療法が確立している」からです。

現在、多くの大腸がんが、便潜血検査や内視鏡検査で発見されています。その結果、早期で発見されることが多いのです。大腸がんは、早期の段階ではほとんど自覚症状はありません。ただ、進行したときの症状としては、血便、下血、下痢と便秘の繰り返し、便が細い、便が残る感じ、お腹が張る、腹痛、貧血、原因不明の体重減少などがあります。

いずれにしても、発見されたステージによって治療法は異なりますが、どんな場合でも、たいていの医者は切除手術を勧めてきます。悪性でないポリープであっても、医者は内視鏡を入れて病変を切り取ろうとするのです。私は、良性なら5ミリ以下のものまで取る必要はないと思いますが、そうはいかないようです。いずれにしても、手術を選択すれば、腹腔鏡手術か開腹手術のどちらかとなります。

ここで問題なのが、このどちらにしてもメリットとデメリットがあることです。この点に関しては後述するので、ここでは腹腔鏡であれ開腹であれ、外科医の腕によって術後の状況が大きく変わることがあることを知ってほしいと思います。

私が懇意にしている消化管外科医は、このように言います。

「結腸はそれほど難しくありませんが、直腸は骨盤の深いところに位置するので、局所再発をさせないように切除するには高度な技術が要ります。とくに肛門から浅い場合は、肛門や自律神経の温存をはからなければなりません。直腸がんは再発すると初発のときより手術は困難になります。

肛門が残せるかはがん病巣が肛門から5センチが基準になりますが、ぎりぎりでやると括約筋の一部も切ることになり、その場合、漏便（便を漏らしやすい）になってしまいます。高齢者の場合、これはきつい。そうなるとストーマ（人工肛門）を付けることになりますが、これはほぼ毎日交換し、しかも一生付け続けなければならないので患者さんの負担は大きく、精神的に落ち込みます。

ですから、医者を選ばないと、本当にリスクが大きいと思います」

最近では器具などの工夫も進み、肛門の温存率が9割に達している医療機関もあると言いますが、手術をけっして医者任せにするべきではありません。

また、大腸がんの開腹手術全般で言えるのが、腸閉塞のリスク。手術の傷が治る過程で傷と腸、腸と腸どうしがくっついてしまうことが起こるのです。腸閉塞を起こして入院ということもあります。この点では、腹腔鏡手術のほうがリスクは少ないのですが、腹腔鏡手術にはそれなりの技術が必要とされます。

［乳がん］

【図表17】が示すように、乳がんもⅠ・Ⅱ期なら10年生存率は80％を超えています（全体でも80・4％）。これは、乳がんの進行が遅く、検査法も確立されているからです。**「コラム(4)」**で述べたように、触診以外に、マンモグラフィと超音波検査があり、これでほぼカバーできるので、初期段階で発見されることが多いのです。ただし、この検診による発見が死亡率と相関しているかどうかはよくわかっていません。

乳がんの治療法には、手術や放射線治療による局所療法、抗がん剤やホルモン製剤による治療法、分子標的薬を使った治療法などがあります。手術だけが治療法ではありません。したがって、すぐに手術を勧めてくる医者の言うことを聞いてはいけません。乳がんは、ホルモン受容体が陽性か陰性か、HER2受容体が陽性か陰性かによって、基本的に四つのタイプに分かれます。それによって効果があるクスリも違い、治療法も異なります。ですから、手術するとなっても、自分がどのタイプにあてはまるのかを教えてくれないような医者の治療は受けないほうがいいでしょう。

一般的に、ステージがⅠ～Ⅲ期だと、乳房温存手術や乳房切除手術（＋再建術）が行われ、その後、外来で抗がん剤やホルモン剤を使った再発予防治療が行われています。

女性にとって乳房は大切なものですから、誰もが「乳房温存手術」を望みます。私がよく知る婦人科医によると、この場合、がん病巣が3センチ以内かどうかが基準になると言います。それ以上だと難しいと言います。

「ただ、温存手術と言っても、手術後にシワが残ったり、左右の位置がずれたりします」

と言うので、温存後の乳房がどうなるか、また全摘と温存のメリット・デメリットをきちんと説明してくれない医者の手術は受けてはいけません。

近年は人工乳房が保険適用になったため、無理に温存するよりも全摘して乳房をつくりなおす「再建手術」が増えています。しかし、これにも落とし穴があります。

「再建手術はアートです。センスがないとできません。血管をつないだりする技術がいくらあっても、センスがないと左右のトップが違ったりして、最悪の結果を招きます」

と言うので、ここでも医者選びを慎重にすることをお勧めします。また、乳がんは手術後の治療がもっとも長いがんです。その意味でも、医者選びは大切です。

［胃がん］

胃がんも、全体で69・0％と10年生存率が高くなっています。これは、医療技術の進歩により、たとえ進行がんでも治すことが可能になったからです。

かつては胃がん手術というと、全摘か、ほとんどを切除してしまうので、術後にダンピング症候群（胃の出口の幽門を失ったために、胃のなかに食物がたまらず、その結果、動悸やめまい、冷や汗、腹痛、嘔吐などの症状が出る）に苦しむ人が多かったのですが、いまは切除範囲を必要最小限にする努力が進んでいます。

現在、胃がん手術の4割が腹腔鏡手術で行われています。また、「ＥＳＤ」（内視鏡的粘膜下層剝離術）という最新の手術法も普及しています。これは、内視鏡の先端から小さな電気メスを出して患部を剝ぎ取るもので、従来の内視鏡では切除できなかったかなり大きな腫瘍も切除できるようになっています。

ただし、ＥＳＤができる病院はかぎられていて、ＥＳＤのほうがいいにもかかわらず従来の切除手術を勧めてくる病院があります。こういうケースは断るべきでしょう。

とくに高齢者の場合、胃を全摘するような手術をすると、食事が十分に摂れずに体力が落ち、合併症などによって死亡する確率が高まります。手術を受けたために死期が早まるという皮肉なことが起こるのです。早期の胃がんの場合、がん病巣は粘膜下層までに留まっているので、この場合は、ESDなどでほぼ100％完治させることができます。

胃がんの大きな問題は、がんが「スキルス胃がん」の場合です。スキルス胃がんは、病巣の表面上はほとんど変わりがないのですが、粘膜内に深く浸潤していて転移しやすいのです。また、発見されたときには、すでに手術ができない状態まで進行している場合が多いのです。スキルス胃がんの場合、5年生存率は手術ができた場合でも約20％です。

生存率50％未満の「肺がん」「肝がん」

［肺がん］

10年生存率33・2％の肺がんは、いまではかなりの確率で早期発見が可能になっています。ただし、肺がんは大きく分けて小細胞肺がんと非小細胞肺がんになりますが、小細胞肺がんは早期発見が難しいとされています。さらに、小細胞肺がんは肺がん全体の約2割を占めますが、進行が速いとされています。

そのため、発見されたときには全身に転移しているというケースが多いのです。がん細胞は1センチ大に成長するまでに約10～20年かかるとされますが、小細胞肺がんは最初から進行が速く、多くの場合、発見された時点で末期です。

したがって、手術となると、歳を取れば取るほどやめたほうがいいと思います。その理由は、一にも二にも肺の機能が落ち、死期が早まるからです。それでも、手術を勧めてくる外科医がいますが、その際は理由をとことん聞くべきです。また、手術しても、肺がんは再発率や遠隔転移する可能性が高く、転移した場合はそこの手術もすることになります。肺がんが転移しやすい臓器は、肺のなかの別の場所、脳、骨、肝臓などです。

［肝がん］

肝がんの10年生存率は15・3％と、圧倒的に低くなっています。それは、肝がんの主原因がウイルス感染だからです。肝がんの9割は肝細胞がんで、その主な原因はB型肝炎ウイルス（HBV）とC型肝炎ウイルス（HCV）の感染となっています。そのうちの6割がC型肝炎ウイルスの感染が原因と試算されています。C型肝炎ウイルス感染者の約7割が慢性肝炎となり、そのうちの約3割が肝硬変に移行します。そうして、最終的に肝がんとなるわけです。

このため、肝がんの予防のためには、肝硬変になる前に、肝炎ウイルス検査を行い、肝炎を早期に発見して治療を行うことが第一となっています。

C型慢性肝炎はかつては一度なると完治しませんでした。したがって、現在まで行われてきた治療は、肝炎から肝硬変、肝がんになる過程を極力抑制するというものでした。そうしながら、がんが見つかれば手術ということになり、再発性が高いのでまた見つかれば手術と、これの繰り返しでした。ところが最近では、インターフェロン療法の進歩でほぼ完治するようになっています。

なお、肝細胞がんの大きさが3センチかつ3個以下あるいは5センチで1個の場合には、保険適用で肝移植が受けられますが、「提供者(ドナー)」が少ないので順番待ちです。

「胆嚢・胆道がん」「膵がん」は難治性がん

5大がん以外で10年生存率が低いがんが、「胆嚢・胆道がん」(胆がん)と「膵がん」です。これに5大がんのうちの肝がんを加えて「肝胆膵がん」とひとくくりにして、難治性がんとして扱われる場合が多くあります。肝胆膵がんの手術は、消化器がんのなかでもとくにリスクが高く、高い技術が必要とされています。そのため、手術を選択するとなると、経験が乏しい病院、外科医は選んではいけません。

［胆嚢・胆道がん］

胆嚢・胆道がんの10年生存率は19・7％と非常に低くなっています。

後述しますが、２０１５年９月に54歳という若さで亡くなった女優の川島なお美さんは、胆がんのなかでもとくに手術が難しいとされる胆管がんでした。同じく、２０１５年７月に55歳で亡くなった任天堂社長の岩田聡氏も胆管がんでした。

胆管とは、肝臓でつくられた胆汁を十二指腸まで導く管で、肝臓のなかを走る肝内胆管と肝臓の外に出てから十二指腸までの肝外胆管に分けられ、ここにできたがんは、広義で胆嚢・胆道がんと呼ばれています。

国立がん研究センターが発表している「全国がん罹患モニタリング集計」では、大腸がんの38・6％が転移前に発見されているのに対し、胆管がんはわずか15・9％しか発見されていません。つまり、発見されたときにはすでに手遅れということが多いのです。そのため、手術を選択するか、しないで残された人生を少しでも長くするかは、本人の考え方、生き方次第です。手術してかえって寿命を縮めてしまう可能性のほうが高いからです。

［膵がん］

10年生存率が４・９％と、もっとも低い膵がんの場合は、残念ながら「死に至る病」と言うほかありません。しかも、膵がんの切除手術は、数あるがんの手術のなかでも最高難度の手術で、たとえ、手術が成功しても合併症を起こす場合が多いのです。

日本肝胆膵外科学会は、年間一定数以上の高難度手術を実施している病院を修練施設とし、そこで経験を積み、認定基準に定められた手術実績数を持つ医師を「高度技能専門医」と認定し、手術技能の向上を図っています。膵がんの場合は、手術前に抗がん剤を投与する「術前化学療法」を行い、病巣を小さくしてから手術を行い、合併症を少しでもなくす努力をしています。

とはいえ、切除ができるのは、患者全体の2〜3割で、膵がんが発見された患者の7〜8割は手術ができず、化学療法や放射線療法などが治療の中心となります。

膵がんの場合は、現在のところ、今後の医療の進歩を待つしかないでしょう。

女優・川島なお美さんのがん死への疑問

前記したように、川島なお美さんは、胆管がんで亡くなりました。54歳という若さだったため、その後のマスコミ報道は、その死を悼むあまり、ことさらがんの怖さを強調したうえで、専門医の「助かるにはやはり早期発見」「早く発見できれば助かっていたかもしれません」というコメントばかりを紹介していました。

しかし、本当にそうでしょうか？　また、たとえそうであったとしても、手術すれば助かるのでしょうか？

川島さんの死を報道されたことから追っていくと、いくつかの疑問が残ります。

川島さんのがんは、２０１３年８月に人間ドックで発見されたと言います。そして、その後の検査で「余命１年」と宣告されたと言います。これは、川島さんと同じ所属事務所で川島さんの夫の鎧塚俊彦氏とも家族ぐるみで親しくしてきたタレントの山田邦子さんが、同氏から聞いた話としてテレビ番組で話していました。また、山田さんは手術まで半年を要したことに、「鎧塚さんは『悔やまれる。早く行けばよかった』と言っていた」とも語っていました。

自覚症状がなく、人間ドックの検診で発見され、すぐに余命宣告され、手術までに半年。医者の視点から言わせていただくと、手術を選択したなら、なぜもっと早くしなかったのかと悔やまれます。余命宣告されたということは、がんは末期だったはずなので、手術するなら早いほうがいいからです。一般的に、胆がんの進行は速いと言います。

川島さんはがんが発見されてから約半年後の２０１４年１月に、手術を受けました。しかも、その手術は腹腔鏡で行っています。腹腔鏡手術は、胆がんに関しては開腹手術に比べたら難易度が高いうえ、医師の腕によって大きな差が出ます。できるのはがんの部位切除が中心で、末期のがんでやるようなものではありません。余命1年という以上、末期ですから、がんは胆管や肝臓、リンパ節まで広がっていたと思われます。

とすると、彼女がなぜ腹腔鏡を選択したのか、本当によくわかりません。

がんが発見されて1ヵ月後、川島さんは近藤誠医師を訪ねてセカンドオピニオンを求めました。それを近藤氏は、『文藝春秋』（2015年11月号）で明かし、予後のきわめて悪いがんなので「切除手術自体意味がない」旨を示唆しています。近藤氏らしい見立てです。

死後の報道でわかったことがあります。それは、川島さんの胆管がんは、当初報道された胆管がんではなかったことです。肝臓の外の胆管にできた肝外胆管がんではなく、肝臓内の細い胆管にできた「肝内胆管がん」でした。肝内胆管がんの腹腔鏡手術は、胆管がんのなかでも、肝門部胆管がんに次いで難しいとされています。

つまり、川島さんは手術を遅らせたうえ、もっとも難しい手術を選んだのです。

川島さんがブログに綴ったところによると、川島さんは手術後、抗がん剤や放射線による治療を一切受けず、「民間療法」を取り入れていたと言います。それは、（1）ビタミンC濃縮点滴などによる「免疫力増進療法」、（2）電磁波などにより邪気を取り除く「電磁波療法」、（3）発酵玄米や豆乳ヨーグルトといった食事を摂る「食事療法」でした。しかも、手術を受ける前から、こうした民間療法を実施していたとも言います。

肝内胆管がんは、もともと術後5年生存率が30～50%とされる難治性のがんですが、手術を受けた後も長生きした人もいるし、受けずに長生きした人もいます。

こうしたことを見ていくと、はたして川島さんは手術を受けるべきだったのか疑問です。それも、なぜ、末期なのに腹腔鏡を選んだのかがよくわかりません。

実際、手術後の川島さんの状態はよくありませんでした。激ヤセぶりが話題になりました。食欲も落ち、完全な栄養失調状態に陥っていたことがわかります。これは、「悪液質」といって、がんの進行によって引き起こされる衰弱です。悪液質が始まると、脂肪組織や筋肉の萎縮が進みます。体中のエネルギーが消失していきます。

がんがあろうとなかろうと、人間は生きていくためには、1日最低限1400キロカロリーの摂取が必要とされます。これ以下だと、普通の生活ができなくなります。推測ですが、川島さんはこうして最期のときまでを苦しみ抜いて逝ってしまったのではないでしょうか？

それを思うと、人間ドックのような検診でがんが発見されることがはたしていいことなのだろうか？　と疑問です。あくまで「イフ」ですが、発見されても症状がなかったのですから、手術を受けないという選択もありえたのではないでしょうか？　そうすれば、川島さんはもっと長生きできていたかもしれません。

手術は命がけ？　腹腔鏡手術で相次ぐ死亡者

川島さんが受けた腹腔鏡手術は、いまや胃がん、大腸がんなど多くのがんで一般的に行われるようになっています。しかし、開腹手術に比べて難易度が高く、医者に勧められるままに受けると危ないという見方があります。

しかし、これは誤解で腹腔鏡手術にはメリットもデメリットもあり、開腹手術にもまたメリットとデメリットがあります。

言えるのは、手術がもともと下手な未熟な外科医がやれば、どちらも危険だということです。腹腔鏡手術は近年、急速に普及してきたため、未熟な医者が多いようです。

このところ、腹腔鏡手術による医療過誤事件が続発したことが、それを表しています。最初の事件は、2002年に東京慈恵会医大附属青戸病院で前立腺がんの患者が腹腔鏡手術により死亡した事件です。この手術をした医者3人は、なんとそれまでに腹腔鏡手術の執刀経験がありませんでした。患者は実験台にされてしまったのです。

最近では、2010〜2014年に群馬大学医学部附属病院で、腹腔鏡による肝臓手術を受けた患者8人（男性5人、女性3人）が、術後4ヵ月以内に死亡していたという事件が発覚しました。その後の調査によると、死亡者は肝臓の開腹手術でも10人を記録しています。ということは、この外科医は腹腔鏡だろうと開腹だろうと、完全に手術下手ということです。ここで患者さんが頭に入れておいてほしいのは、いまの日本の刑法には「手術下手くそ」罪という罪がないことです。したがって、適用できるのは「業務上過失致死罪」しかありません。つまり立件するのは、まず無理ということです。

しかし、外科医の場合、下手は許されません。患者さんの命を預かるからです。その前には、千葉県がんセンターでも腹腔鏡手術で11人が相次いで死亡していた事件が発覚しました。これも原因は同じです。

腹腔鏡手術とは、腹部に5〜10ミリ程度の孔を数ヵ所開け、そこからカメラ、電気メス、手術器具を入れて、モニターに映し出された映像を見ながら行う手術です。これは、従来の開腹手術と異なり、傷口が小さくてすむメリットがあります。また、術後の回復や感染症予防にもよいので、患者さんにとっては歓迎です。

しかし、事件が続発しているように、その安全性には疑問が残ります。というのは、手術を行う医師の腕によって結果が大きく異なってしまうからで、これは開腹手術より腕の差が極端に出ます。実際のところ、開腹手術であれば肉眼で見ながら切除ができますが、腹腔鏡の場合はカメラを〝目〟の代わりにするわけです。この点だけでも、医師の腕が問われます。最近ではカメラの性能がよくなっているので、問題は少なくなっていますが、肝胆膵がんの場合は難易度が高いので、症例が多い病院以外で受けるのは危険です。

がん治療で早死にしてしまうという皮肉

がんが発見され、それによって手術や放射線照射などの治療が行われる。その結果、かえって体を壊し、場合によっては命を縮めて死んでしまうという例は数多くあります。

ですから、近藤氏の「がん放置療法」が生きてくるわけです。

それで思うのは、歳を取ってからのがん検診には、あまり意味がないということ。早期発見は、それによって適切な治療をすれば早すぎる死を回避できるという効果はあります。もちろん、完治も望めるかもしれません。しかし、それは現役時代の話で、たとえば75歳を超えた後期高齢者ががん検診でがんを早期発見する意味はあるでしょうか？　まして、それで手術まで行ってしまう。

がんが発見されるまで自覚症状がなかったとしたら、もしがんがあったとしても、それまでそのがんは体内で悪さをしてこなかったことになります。それなのに、がんが発見されると、高齢者でも手術が行われ、転移を防ぐために抗がん剤治療や放射線治療まで行われます。人によってはがんとの闘いを宣言して、それまでと違う闘病生活をするようになる。自覚症状のないがんなら、人は半年や1年では死にません。

ところが、医者は職業の常として、どんな病気も治そうとします。そのためには手術をしなければならないと考える医者が多いのです。患者さん本人やご家族も、「転移する前に早くがんを切除しなければ」とあせり、「命が延びるならば、手術も抗がん剤治療もなんでもやります」と、貴重な命を医者に預けてしまうのです。

肺がんの抗がん剤治療を始めて2ヵ月余りで逝った芸能リポーターの梨元勝氏、食道がんの手術からわずか4ヵ月で亡くなった歌舞伎役者の中村勘三郎氏などは、医者が勧めるままにがんの治療を受け、その結果、余命が短くなってしまった可能性があります。余計な手術、余計な抗がん剤治療などを行わなければ、もっと長生きできたかもしれません。

ここで考えていただきたいのが、がんは老化現象の表れということです。若年でのがんは別にして、完治はほぼ無理なのです。

よくがんが「消えた」「治った」と言われますが、がんの治療を行った場合、その後の経過として、医者の間では次の三つの表現が使われます。「治癒」「完治」「寛解」の三つです。このうち、「治癒」と「完治」はほぼ同じ意味ですが、発見が遅れた進行がんでは、こうなることはほとんどありえません。また、がんの種類によっては「寛解」が最大限の治療結果ということもあります。

「寛解」というのは、一般的に病状が落ち着いており、臨床的に問題がない程度になったことを言います。ただし、この状態では、まだ再発の危険性を否定できません。「完治・治癒」と言えるようになるには、治療を終えてから最低でも5年間で再発が見られないことが必要で、そうなって初めて、一般的に「がんが治った」と言えるわけです。

がんが発見されたら「幸運」と捉える

そこで、私が言いたいのが、ある程度の年齢になって、がんと診断されてもなんら落ち込む必要はないということです。がんが手術で完治するということはほぼないのですから、「今後どうやってがんと付き合っていくか」と考えるべきでしょう。

75歳の後期高齢者になるのを目前にしたある方は、こう言いました。

「私は、できるならがんで死にたいです。その理由は、よほどの末期でなければ、死ぬまでに十分な時間があり、いろいろなことを整理できるからです」

がんで亡くなる人は年々増えています。しかし、これはがん自体が増えたからでも、がんが治らなくなったからでもありません。現代人の寿命が長くなったことで、必然的にこうなってしまったのです。

がん細胞は、人間の体内で何年も何十年もかけて増殖します。だから、人間自身が早死にしてしまえば、がんが大きくなる時間がありません。ところが、寿命が延びました。1

00年前の日本人の寿命は40~50歳だったはずです。とすると、がんが発見される前に、多くの人が亡くなっていたのです。解剖医によると、「老衰で亡くなった高齢者を解剖すると、ほとんどの人にがんが見つかる」と言います。これは、それまで悪さをしなかったがん、発見できなかったがんと考えられます。

つまり、たとえ死因は老衰としても、高齢者のがんは当たり前のことなのです。だから、生きている間にがんが発見されて、人生最期のときをどう生きるか考えることができるとすれば、がんになることはある意味で「幸運」ではないでしょうか?

若いときのがんは別として、歳を取ってからのがんは、体内からの老化のメッセージです。そのメッセージをどう受け止めるかで、あなたの選択は決まります。

後期高齢者になったら手術はしない

たとえば、75歳以上でなんらかのがんが発見されたとしましょう。そうした場合、いまの医者はマニュアルどおりに手術と化学療法を勧めてきます。ステージにもよりますが、ほとんどの場合、そのがんを根治することはできません。「治癒」「完治」はありえないのです。

最近はようやく「がんは完全に治せない」という認識が一般の方にも浸透してきたの

で、がん治療においては、患者さんの年齢、体力を勘案して行われるようになってきました。しかし、それでも過剰治療、延命だけの治療がいまだに行われています。

したがって、75歳以上でがんが発見されたら、なるべく医者の言うことは聞かないことにすべきです。

単純に言って、病気には三つの種類があると思ってください。

一つ目は、医者にかかって治る病気。二つ目が医者にかかっても治らない病気。そして三つ目がかかるとさらに悪くなる病気です。おおまかに言って、医者にかかって治る病気は全体の2割で、あとの8割はかかっても治らないか、あるいはさらに悪くなります（副作用が大きい）。

高齢者のがんはこの二つ目と三つ目であり、高齢になればなるほど治療をすればさらに悪化する可能性があります。

そこで、75歳以上になってがんが発見されたら、手術は思い切って止めてしまうべきです。やがてがんで死んでいくことになるとはいえ、時間はまだまだあります。しかも、現代は昔に比べ、緩和医療の技術は格段に進歩しているので、最期のときはそれほど苦痛ではありません。75歳を超えたら、「がんで死ぬのだからよかった」。そう思えるようにしたいものです。

第7章　８００万円「介護」の費用と「終の棲家」選び

政府が目指すのは「時々病院、ほぼ在宅」

「保育園落ちた日本死ね!!!」

というブログが、2016年3月、日本中に大きな反響を巻き起こしました。

「1億総活躍社会」だと政府は言っていますが、そのために子供を保育園に預けて仕事をしたくても、預け先がありません。だから、子育て世代の女性たちは本気で怒っています。

それならば、超高齢社会に生きるお年寄り世代はどうでしょうか? 現状では、「施設に入れない日本死ね!!!」ではないでしょうか?

実際のところ、「特別養護老人ホーム」(特養)への入所待ちをしている高齢者は、厚労省によると全国で約52万人いるとされます。これを〝待機老人〟と呼んでいますが、介護施設のなかで「終の棲家」となるのは特養だけですから、このままの状態が続けば、これらの人たちの「死に場所」は自宅か「看取り」をしてくれる民間の有料老人ホーム以外にないということになります。

それでは、〝待機老人〟はこれだけでしょうか?

入所待ちをしているということは、介護保険の適用が受けられる「要介護認定」(うち、原則として要介護3以上）が必要ですが、要介護（要支援）認定者は2015年の時点ですでに600万人を超えています。つまり、特養の入所申し込みをしていない方も潜在的な〝待機老人〟と言えるのです。

この方たちは、現在、特養以外の「介護老人保健施設」（老健）や民間の有料老人ホームで介護サービスを受けているか、あるいは自宅で家族やヘルパーによって介護されています。しかし、このまま特養が増えないとすれば、この方たちの「死に場所」も、ほぼ自宅か看取りをしてくれる民間の有料老人ホームだけとなってしまいます。

ところが、政府はどうやらこれ以上、老人施設を増やそうとはしないようです。「はじめに」で述べたように、病院の「介護型療養病床」を大幅に減らし、患者を病院から追い出すことに大きく方針転換しましたが、その行く先は自宅のようです。

政府が目指している老人医療のかたちは、「地域完結型」です。そのため、2016年4月からは、在宅医療だけを行う診療所の開設を新たに認め、かかりつけ医の診療報酬を引き上げました。これを、医療を受ける側（つまり患者さん）から見れば、「時々病院、ほぼ在宅」となってしまいます。

しかし、これはいまのところ、あくまで理想です。現実的にそうできる方がどれほどいるかはまったくわかりません。なにより在宅といっても、そのためには本人の側には家族がいなければなりません。ところが、75歳以上の1人暮らし世帯は、現在、330万世帯もあります。それが、2025年には450万世帯に増えると推計されています。

よく言われていることに、「2025年問題」がありますが、これは「団塊の世代」のすべてが後期高齢者（75歳以上）となり、医療費は2012年度比で1・5倍、介護費は2・4倍になるという大問題です。

この「2025年問題」は、数多くの問題を含んでいますが、この1人暮らしの高齢者をどうケアしていくのかが最大の問題ではないかと思います。医療・介護施設はただでさえ不足しています。さらに、医療・介護人材も不足しています。それなのに、2025年には年間150万人が死んでいくという「多死社会」になります。

このような厳しい現実のなかで、今後、私たちはどうしていけばいいのでしょうか？

診る時間たった2、3分の「おざなり診療」

「先生、またいらしたの？　今日は、頼んでいませんよ」

「いや、今日は特別におばあちゃんだけを診に来たんですよ」

「と言われてもねえ、私は昨日となにも変わりませんけどねえ」

これは、首都圏にある中規模都市、その一角にある有料老人ホームでの入居者と訪問診療医の実際のやり取りです。昨日診てもらった医者が、また今日も診に来る。入居者は、ただきょとんとするばかりです。当然ですが、この診察はかたちだけで、診る時間たった2、3分の「おざなり診療」になります。

なぜ、こんなことが行われているのでしょうか？

それは、国が「在宅診療」の制度をコロコロ変えてきたからです。在宅診療と言うと、一般の方は、個人が家に医者を呼んで診察してもらうことと思っているようですが、施設に派遣された医師が患者を診るのも広義で在宅診療とされています。つまり、病院外で行われる医療のすべてを在宅診療と呼んでいます。これは医者側から見ると、「訪問診療」ということになります。

訪問診療は、大きく分けて二つの形態があります。「一般在宅」と「施設在宅」の二つです。一般在宅というのは、普通の個人の家に出向いて行って診療するもの。それに対して施設在宅というのは、有料老人ホームやグループホームなどの施設に入所している方を訪問して診療するものです。

この施設在宅を行っている医療機関に、私はたびたび医者を紹介してきました。この話は、そうした医者から聞いたものです。

施設在宅を行っている医療機関は、これまで「月に2回以上の診察」を国によって義務付けられてきました。ですから、医者は施設に月に2回出向いて、入居者の集団診療をしていました。

ところが、2014年4月の診療報酬の改定により、2回目の診察は医師1人につき1人しかできなくなったのです。それまで「集団＋集団」だったものが「集団＋個別」に変えられたのです。ですから、この医者はしばしば2日続けて同じホームに行くようになったわけです。ところが、2016年になると、この制度下での個別診療はほぼ行われなくなりました。医療側にとってまったく旨味がないのがハッキリしたためです。そのため訪問診療をやらない医者が増えたのです。

「患者紹介ビジネス」が横行して制度改定

こんなことになった背景には、「患者紹介ビジネス」が横行したことがあります。患者紹介ビジネスとは、いわゆるコンサルタントと呼ばれる仲介業者が、訪問診療を行うクリニックや開業医などに有料老人ホームなどの施設（＝患者）を紹介し、そこから得られる診療報酬の一部を「紹介料」（手数料）として受け取るビジネスです。仲介業者を通さず、施設運営をする業者が自ら紹介料を取るケースもあります。

コンサルタントは、施設を回って患者を大量に獲得し、訪問診療を行うクリニックや開業医などに話を持ちかけます。そうして、患者1人あたりの診療報酬から紹介料を取るわけです。この相場は当時約2割でした。

2014年の改定前の診療報酬では、患者1人あたり月2回の訪問診療で5万〜8万円程度の収入がありました。そのため、1ヵ所で集中的に大量の患者を診れば、医療側には労せずして多額の診療報酬が入ってきたのです。

当時、仲介業者は、このように言っていました。

「30人から40人の規模の施設を1ヵ所確保すれば、月に約100万円の医者の給料は保証できる」

しかし、これが儲けすぎであると批判されたため、中医協が、月2回以上の定期訪問を前提に受け取れる「在宅時医学総合管理料」(在総管)の点数を従来の4分の1に減額するとしたのです。それまでは1日に多くの患者を診ると4万2000円でしたが、これを1万円とするとしたのです。

しかし、「それでは在宅診療そのものが成り立たない」と猛反発が起こり、その結果、月2回の定期訪問のうち1回については、報酬を減額しないことになりました。

こうして摩訶不思議な「集団+個別」というシステムができたわけです。しかし、こうしたことに振り回される入居者はたまったものではありません。もちろん、医療機関側も大変です。

医者を派遣しているクリニックの担当者はこう言います。

「以前は2週間ごとに月2回、3人1組で医者を派遣していました。しかし、いまは月の初めに施設を回って、契約患者さん全員を診る。それから、残りの日を使って、今度は施設を転々と回って毎日1人ずつ患者さんを診る。これの繰り返しになりました。そのため、集団で診た次の日にまた同じ患者さんを診るということも起こるのです。

うちでは、1日のうちに10ヵ所以上の施設を回ります。そのようにスケジュールを組まないと、経営は成り立たないからです。この回り方のスケジュールを組むのも大変な作業です。なにしろ、交通渋滞に巻き込まれたら回りきれませんからね」

また、施設在宅診療をしている医者はこう言います。

「毎日、施設を回っていますが、診察をしているというよりドライブをしているようです」

回れる施設は、契約医療機関のある場所から16キロ以内と決まっています。たとえば都心からだと、東は足立区綾瀬、西は調布市あたりまでです。この範囲を、施設訪問医を乗せたワゴン車は毎日走り回っているわけです。そうして渋滞に巻き込まれると、医者はワゴン車のなかでパソコンを取り出して、診察した患者のデータを打ち込んでいるのです。

「集団2回のときと比べて倍以上疲れます」

これでは、介護現場は疲弊していくばかりではないでしょうか？ このシワ寄せを受けるのが、施設の入居者、つまり患者さんで、そのケアは日増しに悪化しているのです。

在宅診療が進まないのは仕事が「きつい」から

現在、65歳以上の高齢者の人口は3300万人を超え、日本の総人口に占める割合は4分の1超。4人に1人が高齢者という、世界のどの国も経験したことのない「超高齢社会」になっています。そのため、国は次々に新しい政策を打ってきました。その結果、2000年度に3・6兆円だった介護保険の総費用は、2014年度には9兆円に拡大しました。現在は10兆円に達しているでしょう。

この〝追い風〟を受けて、介護ビジネスは拡大してきました。しかし、高齢者数の激増と制度の度重なる改定で、もはや介護ビジネスは「儲からないビジネス」になっています。

2015年9月、介護現場に大きな波紋を呼ぶ事件が発覚しました。川崎市の介護付き有料老人ホーム「Sアミーユ川崎幸町」で、2014年11月と12月の2ヵ月の間に、87歳男性、86歳女性、96歳女性が相次いで転落死していたという〝痛ましい事件〟です。

こうしたことが起こるのも、国の政策によって介護現場が振り回されているからだと言えます。簡単な話、介護事業者の収入はほとんど介護報酬に依存しています。そのため、利用者（患者）の獲得が最優先事項になり、大量の利用者が獲得できない事業者は、支出の大半を占める人件費を削るしかない状況になっているのです。

これでは、介護労働者の生活は成り立ちません。離職率が16・5％と日本の全産業の平均を上回るのも無理はないのです。政府は「介護離職ゼロ」というスローガンを掲げていますが、なんら有効な手を打っているとは思えません。

このような疲弊した現場に、現在、施設在宅診療を行っている医師たちは出向いています。病院の常勤医でも病院の「研究日」を利用してアルバイトで出向いたり、フリーター医として数をこなしたりしている医師もいます。もちろん、在宅医療機関の常勤医として出向いている医師もいます。

そんな彼らが口を揃えて言うのは、「在宅はきつい」ということです。国の掛け声とは裏腹に在宅診療が進まないのは、その仕事が医師にとっても介護労働者にとってもきついからです。そして、そのシワ寄せが、なによりも介護を必要としている患者さんに及んでいるのです。これが、現実です。

しかし、私たちは今後、老いるにしたがい、なんらかの施設に入居して介護を受けるか、自宅で介護を受けるか、この二つの選択肢しかありません。では、そのときもっとも問題となる「介護の費用」と「施設とその費用」はどうなっているのでしょうか？

65歳以上と未満の人では介護が違う

介護費用のほとんどは、「介護保険」によって補填されます。しかし、介護保険という制度がどういうものか、詳しく知っている方は意外にも少ないのです。家族に要介護に認定された方がいない一般の方が知っているのは、介護保険から受けられる保障が、介護状態、年齢などで変わってくることとぐらいです。しかし、それだけでは、いざ介護となったときには間に合いません。

そこでまず、基本的なことだけをざっとまとめてみます。

介護保険が導入されたのは２０００年度のこと。このときから、40歳以上の国民全員が介護保険に加入することになり、毎月、介護保険料を納めることになりました。この介護保険料の徴収は、国民健康保険の加入者はその家の世帯主から世帯全員の分を国民健康保険料といっしょに徴収され、会社などの健康保険の加入者は健康保険料といっしょに徴収されることになりました。このおカネを原資として、歳を取って介護が必要になった人たちに、所定の介護サービスが安価で提供されることになったわけです。

介護サービスを受ける側を「被保険者」と呼びます。これは、年齢によって「第1号被保険者」と「第2号被保険者」に分かれます。

第1号被保険者というのは65歳以上の人で、介護が必要になった場合は介護の原因を問わず所定の介護サービスを受けられます。第2号被保険者というのは40～64歳の人で、こちらは老化に起因する特定の病気（16の特定疾病）によって要介護または要支援状態になった場合にかぎり、介護サービスを受けられることになっています。

第2号被保険者が介護サービスを受けられる16疾病は、以下のとおりです。

1．がん（末期）、2．関節リウマチ、3．筋萎縮性側索硬化症（ALS）、4．後縦靱帯骨化症、5．骨折を伴う骨粗しょう症、6．初老期における認知症、7．進行性核上性麻痺、大脳皮質基底核変性症及びパーキンソン病、8．脊髄小脳変性症、9．脊柱管狭窄症、10．早老症、11．多系統萎縮症、12．糖尿病性神経障害、糖尿病性腎症及び糖尿病性網膜症、13．脳血管疾患、14．閉塞性動脈硬化症、15．慢性閉塞性肺疾患、16．両側の膝関節又は股関節に著しい変形を伴う変形性関節症

それでは、介護保険から介護サービスを受けるための基準となる「要介護認定」はどの

【図表18】要介護認定の基準と介護内容・支給額

認定ランク	介護保険サービス	支給限度額（月額）	状態
非該当	ー	0円	介護サービスが不要な状態
要支援1	介護予防サービス	50,030円	社会的支援が必要な状態。日常生活上の基本動作はほぼ自分でできるが、現状を改善し、要介護状態にならないための予防として少しの支援が必要な状態
要支援2	介護予防サービス	104,730円	社会的支援が必要な状態。日常生活に支援が必要だが、それにより要介護にいたらず、改善する可能性が高い状態
要介護1	介護サービス	166,920円	部分的介護が必要な状態。立ち上がりや歩行などに不安定さがみられることが多く、日常生活に部分的な介助が必要な状態
要介護2	介護サービス	196,160円	軽度の介護が必要な状態。立ち上がりや歩行が自力でできない場合が多く、排泄や入浴などにも一部または全面的介助が必要な状態
要介護3	介護サービス	269,310円	中等度の介護が必要な状態。立ち上がりや歩行、排泄や入浴、衣服の着脱などに、ほぼ全面的な介助が必要な状態
要介護4	介護サービス	308,060円	重度の介護が必要な状態。日常生活全般にわたり、さらに動作能力が低下し、介護なしでは日常生活が困難な状態
要介護5	介護サービス	360,650円	最重度の介護が必要な状態。生活全般に全面的介護が必要で、介護なしではほとんど生活が不可能な状態

出典：厚労省ホームページ「要介護認定」を参照にして作成

ようになっているのでしょうか？

上の**【図表18】**に、介護認定のランクとその状態、それに応じて受けられるサービスと支給限度額をまとめました。

この**【図表18】**を見ていただければわかるように、要介護認定は、介護の必要な度合いに応じて「要支援1〜要支援2」「要介護1〜要介護5」の7段階に分けられています。

この段階（要介護度）に応じて、受けられるサービスが決まるわけです。要介護度の判定は、介護支援専門員（ケアマネジャー）の聞き取り調査、主治医の意見書や調査票を基にしたコンピュータ一分析などにより行われます。これで要介護度が決まると、次は「どんな介護サービスを受けるか」「居宅介護にするか、事業所にするか」などを決めてケアプランを作成し、それに基づき介護サービスを受けることになるわけです。

居宅介護サービスを利用する場合は、利用できるサービスの支給限度額が要介護度別に定められています。限度額の範囲内でサービスを利用した場合は、1割の自己負担（一定以上の所得者は2割負担）。限度額を超えてサービスを利用した場合は、超えた分が全額自己負担となります。

死ぬまでの介護費用は総計800万円

では、介護費用はざっくりどれくらいかかるのでしょうか？

生命保険文化センターの全国実態調査（平成24年度）によると、要介護状態となった場合、次の【図表19】にあるように、月々かかる費用の平均は7・7万円です。ただし、介護には初期費用がかかり、実際に介護を経験した人が一時費用（自宅の増改築や介護用品の購入など）にかけた金額の平均は91万円です。

ということは、介護を始める前にあらかじめ100万円近くの現金を用意しておく必要があるということです。

【図表19】介護にかかる費用（月額）

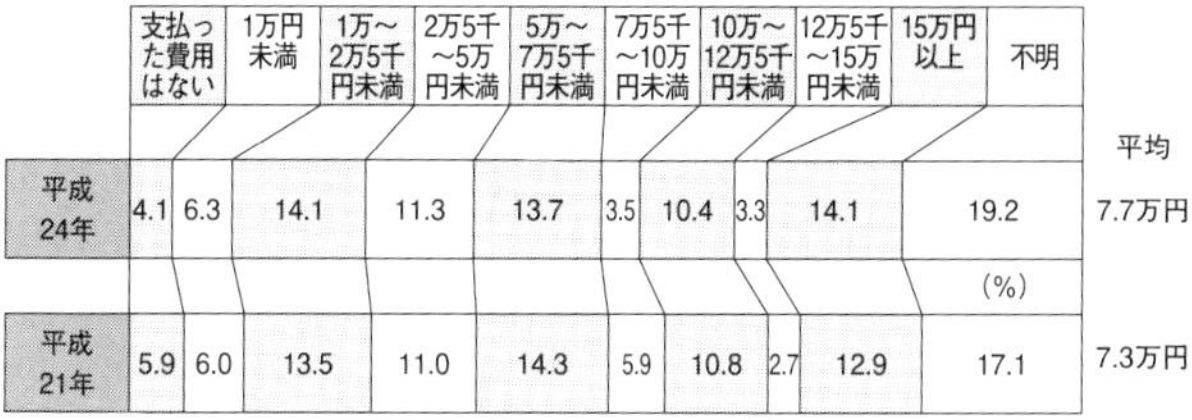

※公的介護保険サービスの自己負担費用含む
※「支払った費用はない」を0円として平均を算出
出典：平成24年度「生命保険に関する全国実態調査」（生命保険文化センター）をもとに作成

介護が大変なのは、ご本人はもとよりですが、家族の負担が大きいことです。さらに、その状態が長期的に続くことも負担を大きくします。

そのため、介護費用は、長期的支出の面から見ておく必要があります。

では、その目安はどのくらいでしょうか？

「介護保険の教科書」というサイトには、次のような試算が掲載されています。以下、その部分を引用してみます。

＊介護保険の教科書　http://hokensc.jp/kaigo/hiyou.html

《大切なのは1ヵ月7・7万円の出費がどれくらい続くのか？　ですが、同センターの調査では56・5ヵ月（4年9ヵ月）という数値が出ています。ここから介護に必要な金額を計算すると、

（7・7万円×12ヵ月）×4年9ヵ月＋91万円（初期費用）＝529万9000円

となり、500万円以上必要なことがわかります。

ただ、前記の介護期間には現在進行形で介護をしている人も含まれているため、別の視点として、日本人の平均寿命からも考えてみましょう。

2012年の厚生労働省の発表では、男性が79・44歳、女性が85・90歳でした。65歳になった途端に要介護認定を受ける人は少なく、75歳を越えた辺りから増えている実情から、男性は5年弱、女性は10年強だと推測できます。

これらを合わせ、平均介護期間を7・5年として計算すると、776万3000円が必要になります。ざっくりと800万円かかると思っておくといいでしょう。》

なんと、約800万円かかるわけです。

とはいえ、介護には高額な出費を補助する公的な制度がいくつも設けられています。たとえば、「高額医療・高額介護合算療養費制度」では、世帯内の同一の医療保険の加入者について、毎年8月から1年間にかかった医療保険と介護保険の自己負担額（高額療養費および高額介護〈予防〉サービス費の支給を受けることができる場合には、その額を除く）を合計し、基準額を超えた場合に、その超えた金額が支給されます。

また、家族が介護状態になって仕事を休まなければならなくなったときには、「介護休業給付金」が受けられます。

ここでは、これらの制度について、紙幅の関係で詳しくは述べません。詳しく知りたい方は、厚労省のホームページにアクセスしてください。

＊厚生労働省ホームページ　http://www.mhlw.go.jp

なんと16種類もある「老人ホーム」

では続いて、多くの人が介護を受ける場所、「老人ホーム」について、どんな施設があるのか？　その費用はどれくらいか？　を見ていきます。

現在、介護施設を含めて、いわゆる「老人ホーム」と呼ばれるものは何種類もあります。公的施設である「特別養護老人ホーム」（特養）や民間の「有料老人ホーム」、最近増えた「サービス付き高齢者向け住宅」（サ高住）など、おおまかに数えてみただけで、なんと16種類もあります。この16種類の違いを、はたしてどれだけの人が知っているでしょうか？

この16種類ある老人ホームとされる施設を種類別に一覧表にしてみたのが、次ページの**【図表20】**です。

見ていただければわかるように、施設によって料金も内容も大きく違っています。ま

【図表20】老人ホームの種類別費用の目安と特徴

要介護度	施設の種類	費用の目安(月)	特徴
↑ 軽い	1、シニア向け 分譲マンション	物件購入後、管理費＋生活費で数十万円	食事、家事代行、レクリエーションなどのシニア向けサービスあり。売却、相続、賃貸が可能。
	2、グループ リビング	家賃と食事代などで12万～20万円。初期費用あり	身の回りのことができる60歳以上が対象。個室＋共同設備の老人向けシェアハウス。
	3、生活支援ハウス	10万円＋生活費(食事、光熱費などの実費)	主に自治体が運営。介護保険施設のサービス利用者で家族の支援が困難な人向けの福祉施設。
	4、シルバー ハウジング	家賃＋生活費(年間所得により1万～10万円程度)	URなどが運営するバリアフリー設備を施した公営住宅。介護は別途契約。
	5、サービス付き 高齢者向け住宅	賃貸契約で、家賃・管理費・食費などで15万～30万円	特養などに入居できない人の受け皿的施設。在宅介護事業所が併設されていることが多い。
	6、有料老人ホーム 健康型	一時金(数百万～数千万円)＋月額利用料(30万円程度)	自立した高齢者がシニアライフを楽しむための施設。ジムやプールなど設備充実。介護認定を受けると退去も。
	7、有料老人ホーム 住宅型	一時金(数百万～数千万円)＋月額利用料(20万円程度)	健康者と要介護者の両方を受け入れ。介護は別途サービスを利用。
	8、有料老人ホーム 介護付き	一時金(数百万～数千万円)＋月額利用料(15万円程度)	65歳以上で、「要介護度1」以上。施設常駐のスタッフによる介護サービスと生活支援サービスを提供。
	9、養護老人ホーム	利用料として0～10万円	生活困窮者を対象とした老人向け養護施設。65歳以上で身の回りのことは自分でできるのが条件。入居には自治体による審査が必要。
	10、軽費老人ホーム A型	初期費用なし、利用料6万～17万円	身寄りがない生活困窮高齢者向け。食事提供と見守りがあり。要介護者には不対応。
	11、軽費老人ホーム B型	初期費用なし、利用料3万～4万円	身寄りがない生活困窮高齢者向け。夫婦でOKのところも。食事なし、見守りあり。
	12、軽費老人ホーム ケアハウス	30万～数百万円の保証金または初期費用、利用料7万～20万円	「一般型」と、要介護認定者を受け入れる「介護型」の2種類。原則として個室。見守り、食事・掃除・洗濯などの援助あり。
	13、認知症高齢者 グループホーム	初期費用0～数百万円、利用料15万～30万円	65歳以上で要支援2または要介護1以上の認知症患者を受け入れ。個室で、キッチン、お風呂などは共同。
	14、介護療養型 医療施設	利用料10万～20万円	病院併設のところが多い。65歳以上で「要介護1」以上。いわゆる「老人病院」で医療施設のため、医師・看護師が常勤。
	15、介護老人保健 施設	初期費用なし、利用料8万～15万円	65歳以上で「要介護1」以上。在宅復帰をするためのリハビリ施設のため、3ヵ月～半年で退去が基本。
重い ↓	16、特別養護老人 ホーム	初期費用なし、利用料5万～13万円	65歳以上で「要介護3」以上。寝たきりや認知症患者などのための施設。介護とリハビリ、生活支援を提供。

た、介護認定の度合いによっても、入居基準が違っています。

そこでまず述べておきたいのが、このうちの民間が経営する老人ホームが、その経営母体が大手だからといって、サービスとクオリティがいいかどうかわからないということです。前述した「Sアミーユ川崎幸町事件」が衝撃的だったのは、Sアミーユは大手の積水ハウスが運営母体に49％出資しており、入居料も月額22万円と〝高級老人ホーム〟だったことです。つまり、大手だから、入居料が高いからといって、安心できないということです。

こうしたことを踏まえて、【図表20】を見てください。

「公的施設」の入居条件と費用は？

［特別養護老人ホーム＝特養］（表16）

待機者が52万人という人気の老人施設。入居条件は、65歳以上で「要介護3」以上。初期費用はなく、利用料の目安は月額5万〜13万円。社会福祉法人や地方公共団体が運営主体。「介護老人福祉施設」とされており、「寝たきり」や「認知症」などによって在宅での生活が困難とされた高齢者を受け入れている。

［介護老人保健施設＝老健］（表15）

入居条件は原則65歳以上で「要介護1」以上。基本的に在宅復帰をするためのリハビリ施設なので、終身での利用は不可。入所期間は3ヵ月から半年、長くても1年未満。費用は、本人や家族の世帯収入・課税状況のほか、施設内の部屋のタイプ（相部屋、個室ユニットなど）によって異なる。初期費用はなく、利用料は目安として月額8万〜15万円。

［介護療養型医療施設＝療養病床］（表14）

病院に併設されていることが多く、設備は通常の入院病床に近い。入居条件は原則65歳以上で「要介護1」以上。病状が安定期にあり、長期間にわたる療養や介護が必要な人が入居対象となっている。居室は4人部屋が主流。「特養」や「老健」より、医療費負担があるため、利用料はその分高い。目安として月額10万〜20万円程度。

［認知症高齢者グループホーム］（表13）

主に軽度の認知症高齢者を受け入れており、入居条件は、「65歳以上で要支援2または要介護1以上の認知症患者」と「施設のある市町村に住民票があること」の2点。

入居には初期費用と月額利用料が必要。施設のある場所や地域、設備やスタッフによって、初期費用は0〜数百万円、月額利用料は15万〜30万円程度とばらつきがある。居室は基本的にユニット型。浴室、トイレ、食堂、リビングなどは共同設備。入居希望者が多く、待機待ちのところが多い。

［軽費老人ホーム］（表10〜12）

自治体の補助によって低額で入居できる公的な福祉施設で、A型、B型、ケアハウス（C型）の3種類がある。入居対象者は、身寄りがない、または家庭や経済状況などの理由により、家族との同居が困難な高齢者。とくに75歳以上の後期高齢者を受け入れている。

「**軽費老人ホームA型、B型**」は、介護施設ではないので、常時介護が必要になると特養などに移るケースが多い。負担額は、本人や扶養義務のある家族の世帯収入、介護事業者、介護度によって異なる。

A型、B型の施設では、月収34万円以上の所得者は対象外。月額利用料の目安は、A型の場合6万〜17万円、B型の場合3万〜4万円。A型には食事提供と「見守り」（職員による生活手助け）があるが、B型には食事提供はなく、「見守り」だけ。なお、1990年以降、A型、B型ともに新規の開設はない。

「**ケアハウス**（C型）」は2種類あり、「一般（自立）型」では主に自立した独立生活に対する不安のある60歳以上の高齢者を、「介護（特定施設）型」では主に軽度から重度の要介護の65歳以上の高齢者を受け入れている。

入居には、初期費用がないところもあるが、「一般型」の場合、30万円程度の保証金と7万〜13万円程度の月額利用料が必要。介護型の場合、初期費用として数十万〜数百万円の入居一時金と16万~20万円程度の月額利用料が必要となる。

［**養護老人ホーム**］（表9）

病気がなく介護を必要としない自立した65歳以上の高齢者で、生活保護を受けている、または低所得で生活困難な人が対象。介護施設ではないので、介護職員はいない。ただし、2005年の介護保険制度改正で、養護老人ホームでも介護保険サービスを受けることが可能に。入所には、地方自治体の審査が必要。

費用次第でサービスが違う「民間施設」

［**有料老人ホーム**］（表6~8）

終身利用権方式と言われる契約方式が一般的で、入居には一時金と月額利用料、介護保険1~2割自己負担額などが必要。施設の立地や設備により入居金額は異なるが、最近は一時金が0円になる代わりに月額利用料を高めに設定した入居プランのホームもある。

これらの有料老人ホームは、「健康型」「住宅型」「介護付き」の三つのタイプに分けられる。

「**健康型**」は、自立している高齢者がシニアライフを楽しむための施設。そのため、ジムやプールなどの施設があり、日常的なレクリエーションや行事も充実。入居には一時金が必要で、その額は施設によって異なる。数百万～数千万円が一般的で、なかには、1億円以上のところも。

「**住宅型**」は、健康な人と介護が必要な人の両方を対象としている。食事などのサービスは提供されるが、基本的に介護スタッフは常駐していない。そのため、介護が必要な人は外部の介護サービスを利用することに。入居一時金以外に月額利用料がかかる。入居金が高いところは、外部の介護サービス事業者、医療機関との連携による健康管理を提供し、十分なケアを整えている。

「**介護付き**」は、文字通り、介護が必要な人向けの施設。原則として65歳以上で、「要介護1」以上。施設常駐のスタッフによる介護サービスがあり、食事ばかりか、入浴、排泄など日常生活全般の介護と、生活支援サービスが提供される。入居一時金は、立地条件や設備の充実度に応じて数百万円から数千万円。1億円以上するところも。

［サービス付き高齢者向け住宅＝サ高住］（表5）

特養などの公的施設に入居できない人の受け皿になっているのが「サ高住」。入居は賃貸借契約なので、一般的な賃貸契約と同様に敷金や前払い賃料などが必要。その額は、施設によりまちまち。それ以外に、月額で家賃・管理費・食費・水道光熱費・生活サービスの提供費などがかかり、その目安は月額15万～30万円。

「老人ホーム」とは言えない老人施設

最近は、一般的な老人ホームというカテゴリーに入らない民間の施設が増えています。それが、**【図表20】**の1〜4です。

公的施設と民間施設があり、利用できるのは、いずれも比較的健康で介護を必要としない人たちです。

［シルバーハウジング］（表4）

高齢者向けのバリアフリー設備を施した公営住宅をシルバーハウジングと呼んでいる。事業者は地方公共団体、都市再生機構（UR）、住宅供給公社。60歳以上の個人、または夫婦どちらか一方が60歳以上の人、障害者単身世帯または障害者と配偶者からなる世帯の人などが対象。利用料は「家賃＋生活費」で、利用者の年間所得によって決まり、1万〜10万円程度と幅広く設定されている。

［生活支援ハウス］（表3）

主に自治体が運営する、健康自立型の高齢者向け福祉施設。対象者は、60歳以上で、原則として介護保険施設の施設サービスを利用している1人暮らしの人、家族の支援が困難な人。収入による一定の居住部門利用料のほか、光熱費・食費などの生活費は、実費負担。目安としては月額「10万円＋生活費」。

［グループリビング］（表2）

文字通り、グループで共同生活する施設で、老人向けのシェアハウス。人数は、10名程度の少人数が一般的。食事・介護などの各種サービスが受けられる老人ホームと違い、基本的に身の回りのことを自分1人で行える高齢者が対象。台所、食堂、お風呂などは共同使用で、トイレ付きの個室が用意されている。利用料は賃貸方式で月額12万〜20万円程度。初期費用が必要。

［シニア向け分譲マンション］（表1）

健康な高齢者向きの施設。通常のマンションと同様、購入費用と月々の管理費や修繕積立金が必要。施設の場所や設備によって、購入費用は数千万〜数億円。付帯するサービスに応じて管理費は高くなる。

利点としては、ほとんどの家事を施設スタッフに依頼できるので、その分シニアライフを楽しめること。居室、食堂や共同リビングなどの共同スペースのほか、理美容室や医務室、キッチンや売店なども完備。分譲形式なので、物件を売却・相続・賃貸することも可能。

状況に応じてホームを移り住むという方法も

このように見てくると、老人ホームというのはこれだけの種類があるのですから、ご自身の健康度、経済状況、ライフスタイルによって、いちばん適した施設を選べるようになっているということがわかると思います。つまり、初めから「終の棲家」を決めて入居するのは、得策とは言えないのです。

たとえば、老後が20~30年あるとすれば、そのときの状況に応じて、ホームを替えていくというやり方も考えられます。私が知己にしている業界人は、「最近はホームを移り住む人が増えています。そのほうが経済的です」と言います。

どういうことでしょうか?

「たとえば、65歳でリタイアしたら、まずシニア向け分譲マンションに入居します。見かけは普通のマンションですが、食事のサービスや施設が利用できて、高齢者には便利です。東京郊外には、1LDK60平米で3000万円台、月額10万円以下のところが数多くあります。

賃貸でいいなら、シルバーハウジングでいいでしょう。公的な施設なので、民間より家賃が安いうえ、介護事業所との連携で見守りや家事援助などもあります。

こうして、体がきつくなってきたら、次は軽費老人ホームに引っ越すというように、施設を替えていき、最後は介護が充実した看取りをしてくれるホームに入るのです」

ブラック老人ホームの見分け方

とはいえ、「Sアミーユ川崎幸町」の例もあるので、老人ホーム選びは慎重にしたいものです。設備が整っていても、肝心のサービスがおざなりで、介護職員の離職率が高いブラック老人ホームも数多くあるからです。先の業界人は、「ブラック老人ホームを見分けるには求人広告を見ればいい」と言います。

「介護スタッフを四六時中募集しているところは、低賃金で仕事がきついので離職率が高いわけです。そんな施設では、川崎の事件のようにスタッフが入居者に虐待を加える可能性があります。だから、求人サイトや新聞の折り込みチラシの広告などをチェックすべきです。

もちろん、決めるには、実際に訪問して現場を見ることです。設備が整っていて施設内が清潔なだけではダメ。現場で働いている人の様子を見て、声をかけたりしてみることです。介護施設となると、やはりそこで働いている人間のよしあしがいちばん大事です。

また、責任者の方とよく話し合ってみることです。年々衰えていくわけですから、介護がさらに必要になったとき、どこまでやってくれるのか？　また、看取りをしてくれるのか？　など、こちらの考え方をぶつけて、どんな答えが返ってくるか見極めることです。よく、『看取りに対応しています』と掲げているホームがありますが、年に1回看取りをしただけかもしれません。医療に関して言えば、どんな医療施設、訪問医と契約しているのかを確かめることも必要です。

ただ、いいホームというのはいつも満室です。これは口コミで広がるので、そうしたホームは入居希望者が殺到しているからです」

最後に医者の立場から言わせてもらえば、老人ホーム選びに関しては、「元気なうちに入るのか、それとも要介護状態になってから入るのか」が大きなポイントだと思います。高齢者になると、いつなんどき、これまでの生活ができなくなるような事態に陥るかわからないからです。

第8章　「終末期医療」の相場と「達観する勇気」

「生き方」より「死に方」を考えておく

現在の超高齢社会の大問題は、終末期、つまり人生最期のときにどのように死んでいけばいいのか、誰も明確な答えを持っていないことだと思います。これは、いずれ死を迎える私たちの側にも、それを看取る医療者や介護者の側にも、そして、国の政策にも言えることです。

その結果、医療費という面から見ると、終末期に莫大なおカネが費やされています。正直言って、これは無駄です。終末期の医療にどれくらいコストがかかるかは、個人差があって一概には言えません。しかし、国は医療行政の面から、そのコストを弾いているので、これを見てみましょう。

財務省の資料によると、死んだ人が死の直前1ヵ月間にかかった医療費を「終末期医療費」として捉えた場合、1人あたりの平均額はなんと約112万円となっています。

これを基に、70歳以上の高齢者の年間死亡数約100万人をかけると、トータルで約1兆1200億円となります。これは概算ですから、実際には周辺コストもあるのでもっとかかると思われます。この1兆円をはるかに超える額がたった1ヵ月の間に使われているのです。現在、国民医療費のトータルは年間約40兆円ですから、これは途方もない負担です。国が「病院から在宅へ」と方針を転換した理由は、まさにここにあります。

このようなことから言えるのは、私たちは自分がどのように死ぬのか、それをある程度の年齢に達したらはっきりとイメージすべきだということです。そうして、いくつかのケースを想定し、そのときどうするかを決めておくということです。もっと踏み込んで言えば、死を「達観する勇気」を持つことでしょう。

人間、長く生きれば確実に衰え、体の痛みや病気の苦しみに見舞われます。しかし、現在の終末期医療の現場を見ると、延命治療によって簡単には逝かせてくれません。穏やかな最期を迎えるには、それなりの準備と覚悟が必要だということです。

「大往生」という言葉があります。この言葉を、誰もが望む「理想的な死に方」と解釈すれば、それができる人はどれほどいるでしょうか？

もう20年以上前に、永六輔さんが『大往生』（岩波新書、１９９４）というベストセラーを書いています。この本は、永さんが全国津々浦々を旅するなかで聞いた庶民の死生観がちりばめられています。著名人の死生観も収録されています。永さんは、２０１６年７月、83歳で亡くなられましたが、早くから「大往生」を考えていたようです。本のなかには、ある医者の次のような言葉があります。

「死にたいように死なせてあげたい。ホスピスの医者としてはそう考えるのですがね。こういう死に方をしたいというイメージのない人ばかりなんです。生き方ばかりじゃ最後に役に立たないいんですけどね」

つまり、生きることばかり考えていると、いい死に方ができない。「生き方」より「死に方」を考えておくべきだということでしょう。僧侶の無着成恭氏の言葉もあります。

「生きている目的は死ぬことですよ。だとすれば、見事に死んでみせようとするためには、今死んでも大丈夫なように生きるしかないんですよ」

「ピンピンコロリ」という理想の死に方

私の父は70歳で、ある日突然、医者としての診療を終えた後に腰に痛みを訴え、そのままあっという間に亡くなりました。動脈瘤破裂でした。しかしこれは、本人自身も密かに望んでいた死に方でした。それまではまったく元気で〝その日〟を迎え、家族の誰にも迷惑をかけずに逝ったのです。だから、これを「大往生」と言ってもいいかもしれません。

よく「ピンピンコロリ」ということが言われていますが、これは、それまでは元気で暮らしていて、あるとき突然、すっと逝ってしまうことを指しています。「ぽっくり死」という言い方もあります。私の父の死に方はまさにこれでした。

私の家は江戸時代から続く医家で、父も家を継いで医者になったのですが、代々にわたって「足るを知る」というような心構えがありました。つまり、「ある程度の年齢まで生きればもう十分」と考え、自分の死に対して恐れないという心構えです。父は死ぬ勇気を持っていました。くだけて言うと、その年齢を超えたら「いつお迎えが来てもいい」という考え方です。父の時代は、これが70歳でした。それ以前の世代は60歳、つまり還暦が人生の最後の節目だったと思います。

70歳と言えば、いまではまだまだ若いと考えられますが、昔はこの辺が平均的な「死期」でした。それがいつのまにか、平均寿命は男性が80・5歳、女性が86・8歳となり、医学の発達もあって、いまでは「足るを知る」という風潮もなくなってしまっています。

各種のアンケート調査を見ると、理想の死に方に関しては「ピンピンコロリ」を挙げる人が圧倒的に多くなっています。その理由は、一つは死の恐怖を味わうことなく、終末期の苦しみ、痛みを感じずに死ねること。さらに、家族に迷惑をかけることなく死ねることにあります。また、もう一つ付け加えるなら、おカネがかからないこともあるでしょう。

たとえば、終末期のガンとなれば、痛みや苦しみが襲ってくるので緩和治療を受けなければなりません。そうなると、見守る家族も大変ですし、看病疲れも増します。そうして、長引けば長引くほど医療費がかかっていきます。

しかし、誰もがピンピンコロリという理想的な死に方ができるかと言えば、まず無理です。なんと言っても、ピンピンコロリという突然死の最大の原因である心筋梗塞や脳梗塞は、下手をすると意識不明、あるいは四肢不自由で寝たきりになってしまうことがあるからです。たとえ症状が軽かったとしても、長期にわたるリハビリ生活になる可能性があります。

よく「自宅で死にたい。家族に見守られて畳の上で穏やかに死にたい」と言う方がいますが、この願いはほとんどかなわないと思ったほうがいいでしょう。最近では寝たきりで死んでいくことを「ネンコロリ」と言うようですが、こちらのほうがよほど現実的です。そこで、現在、日本人はどのように死んでいるのか？　まずは統計から、人生最期のときについて考えてみます。

死因の第1位はがん、続くのが心臓と脳の疾患

次ページに掲載した【図表21】は、厚労省が公表している「死因別死亡数」です。これを見ると、現在、日本人の死因の第1位は、悪性新生物（がん）で28・9％となっています。つまり、10人のうち3人ががんで死んでいるのです。第2位は心疾患で15・5％、第3位は肺炎で9・4％、第4位は脳血管疾患で9・0％となっています。この第4位までの死因だけで、じつに6割を超えてしまっています。

【図表21】主な死因別死亡数の割合（平成26年）

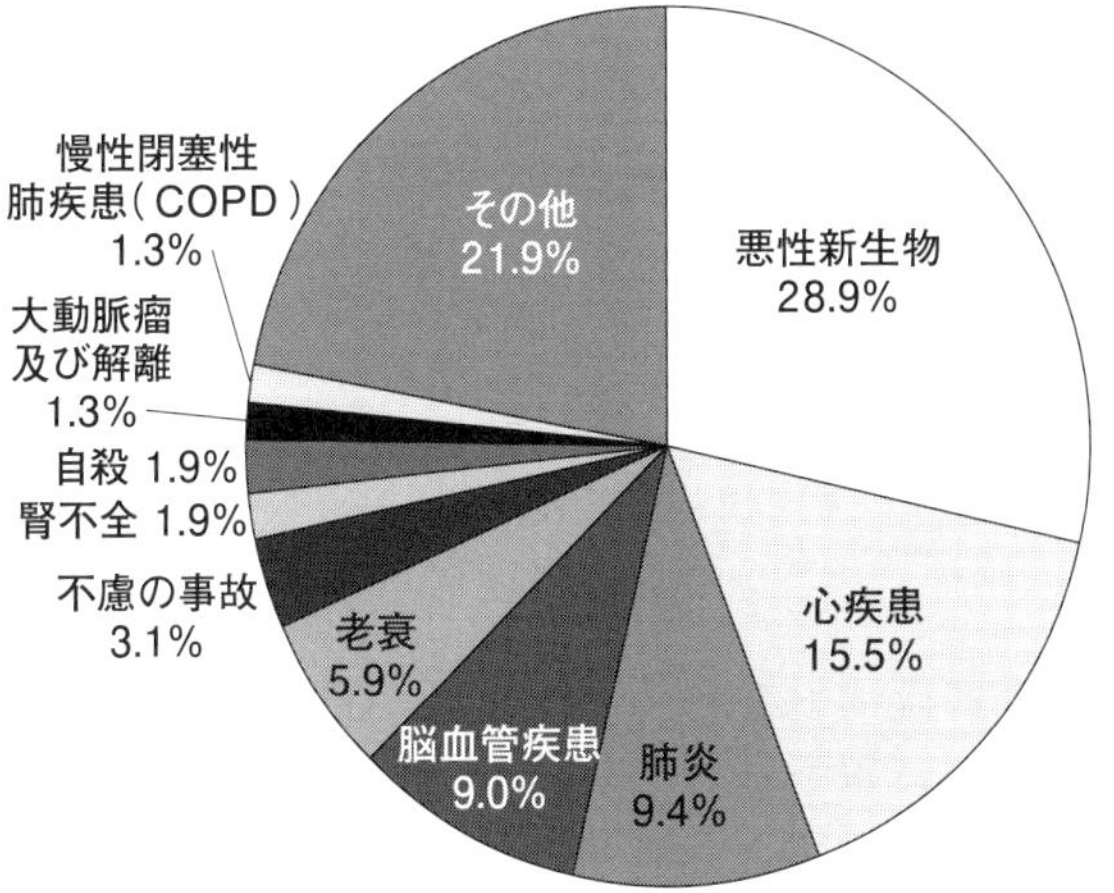

出典：厚労省「人口動態統計の概況」から作成

【図表22】死因別死亡数の推移

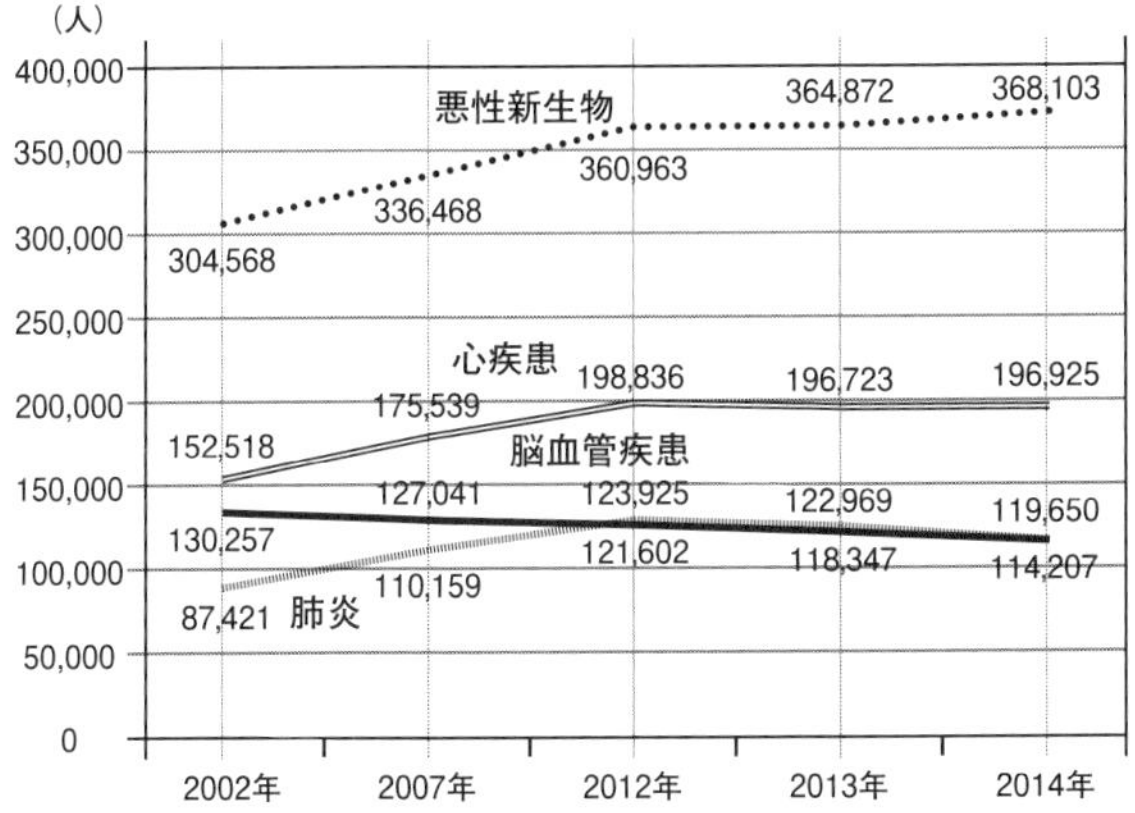

出典：厚労省「人口動態統計の概況」から作成

ところで、【図表21】にあるように、老衰（自然死）は第5位で死亡原因全体のたった5・9％にすぎません。これはなぜなのでしょうか？　昔は多くの人が老衰で亡くなりましたが、それが減ったということなのでしょうか？　じつはそうではありません。これは、医学が進歩したため、人が死んだ際にはほぼ必ずなんらかの疾患が発見されるようになったからです。その結果、その疾患を死因とするようになったのです。老衰というのは病気ではありません。病気ではないものを死因とすることは医学的にはできないとなり、人が死んだ場合は、直接的な疾患の病名を死因とするようになったのです。

続けて掲載した【図表22】は、ここ10年あまりの死亡順位別死亡数の推移です。上位四つの死亡原因に絞ってグラフ化したものですが、悪性新生物（がん）だけが増加していて、それ以外はほぼ横ばいか減っています。この傾向は今後も続くと思われるので、私たちの多くが、今後はがんで死んでいくことになるのは間違いないでしょう。また、増えてはいませんが、心疾患、肺炎、脳血管疾患で死ぬ人も多いということは、ピンピンコロリという理想的な死に方、「直前まで元気で健康なこと」「家族に迷惑をかけない」ことは、ほとんど実現しないと考えるほかありません。

前記したように、心筋梗塞や脳梗塞で倒れてもぽっくりと逝く例は少ないのです。たいていの場合、倒れた後、救急車で病院に運ばれます。運ばれた先の病院では、高度治療が行われますから、助かれば結果的にリハビリ生活になる可能性が高いのです。こうなると、介護施設や家族の介護を受け、最終的に衰えて死期を迎えるというパターンになります。がんの場合も、発見後には手術を受けますが、進行がんや末期がんだと、抗がん剤や放射線治療の副作用のなかで、病院や施設で死んでいくことになります。

ところで、死因の上位に肺炎がきていますが、これは、それまで元気だった人が肺炎になって死んでいくということではありません。肺炎で死ぬ人の多くは「嚥下障害」(喉に食物を詰まらせる)の後に肺炎を起こしたもので、その前にがんや脳梗塞などによって寝たきりになっています。つまり、こちらもまた病院や施設で死んでいくパターンです。

そこで、いったい日本人はどこで死んでいるかを厚労省の統計(死亡の場所別にみた死亡数・構成割合の年次推移、2009年)で見ると、次のようになっています。

1．病院(78・4%)、2．自宅(12・4%)、3．老人ホーム(3・2%)、4．診療所(2・4%)、5．介護老人保健施設(1・1%)、6．その他(2・4%)

現在のところ、圧倒的に病院が多いのです。これに老人ホームなどの施設を含めると、ほぼ9割の人が自宅以外で亡くなっています。ところが、すでに述べてきたように、国は

2025年問題をひかえて、「自宅で死んでください」と「自宅死」を奨励しています。

ある意味で、これまで私たちは、親の世代の死を病院や施設に押し付けてきたと言えるでしょう。終末期の負担を自分たちで担わず、他人に押し付けてきたわけです。これは、現在までのシステムから言えば、合理的な選択でした。なぜなら、家族の負担から見れば、まず「病院死」、次が老人ホームなどの「介護施設死」、最後に「自宅死」という順に負担が重くなるからです。しかし、今後はそうはいかなくなります。これでもっとも困るのは、「独居老人」や「親1人子1人」という世帯です。すでに「老老介護」は現実化しています。親が寝たきりになったり、認知症が進行したりした場合、自宅介護となれば、子供の生活は物理的にも金銭的にも成り立たなくなる可能性があります。

このような目の前にある現実も踏まえて、私たちは自分の死を考えていかなければなりません。

終末期にどれくらいの医療費がかかるのか？

現実的な話を続けますが、死ぬにもコストがかかります。具体的には医療費です。この章の冒頭に述べたように、終末期にかかる医療費は高額です。そのコストのほとんどを支えているのは、現役世代です。とはいえ、私たちはそのコストを全額払うわけではありま

【図表23】終末期医療のコスト

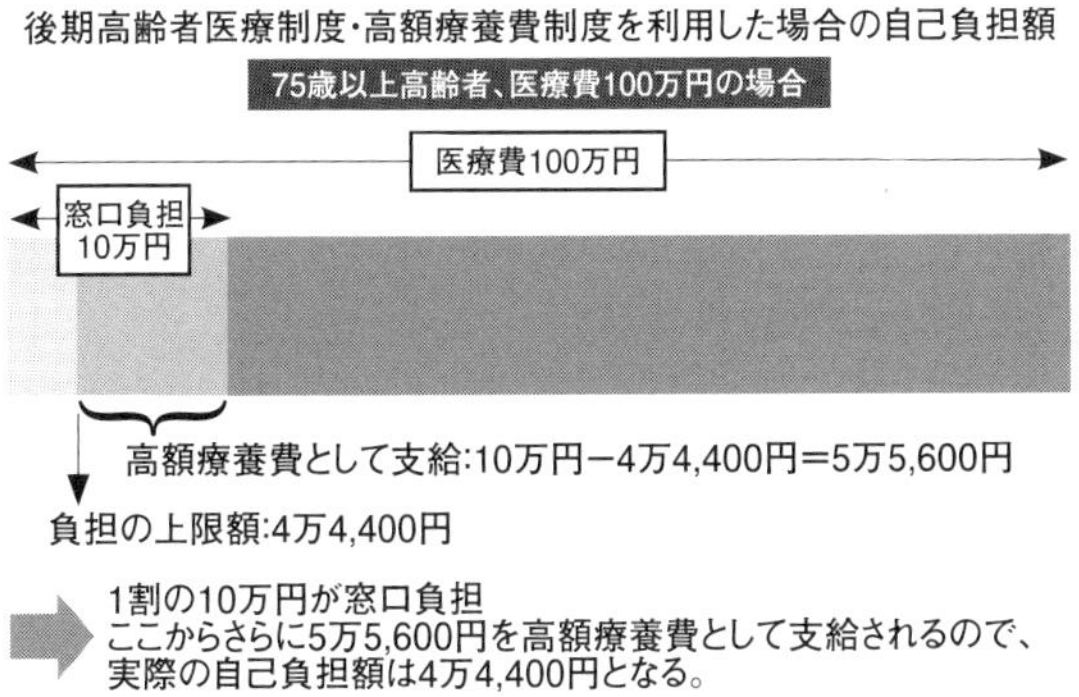

後期高齢者医療制度・高額療養費制度を利用した場合の自己負担額
75歳以上高齢者、医療費100万円の場合
医療費100万円
窓口負担
10万円
高額療養費として支給:10万円－4万4,400円＝5万5,600円
負担の上限額:4万4,400円
1割の10万円が窓口負担
ここからさらに5万5,600円を高額療養費として支給されるので、
実際の自己負担額は4万4,400円となる。

せん。すでに述べてきたように、公的保険やさまざまな公的補助が受けられるので、自己負担額は抑えられているからです。

それでは、そうしたことを踏まえて、実際の負担額を弾いてみましょう。

まず、「病院死」からです。

これまで述べたように、死に至る生活習慣病やがんなどの医療費はかなりの高額です。がんの場合は、入院・手術となれば、実際の医療費はすぐに100万円を超えてしまいます。とはいえ、後期高齢者医療制度によって、75歳以上の高齢者の窓口医療費負担は、一定以上所得者を除き1割と決まっています。また、所得による限度額の違いはありますが、高額療養費制度により、多くの人は1ヵ月の上限が4万4400円（外来に関しては1万2000円）となります。これは、終末期医療についても同じです。ただ、入院となれば、部屋代や寝具代、差額ベッド代などの費用がかかります。前ページの【図表23】は、1ヵ月の医療費を100万円としたとき、後期高齢者医療制度を利用した場合の自己負担額です。

続いて「在宅」を見てみます。

末期がんで、入院・手術を受け、その後、自宅に戻って終末期を過ごす人は今後ますます多くなると思います。この場合も、後期高齢者医療制度によって、75歳以上であれば1割負担です。1割負担の場合、定期的な訪問診療1回あたりは830円となっています。また、それ以外の往診は720円、夜間だと1200円、深夜だと2400円程度かかります。いずれにせよ、これを月でみると、一般的な往診であれば5000〜2万円、終末期であれば5万円ぐらいかかることになりますが、上限が1万2000円なので、支払いはここまでです。このような負担を「軽い」と考えるか「重い」と考えるかは、個々の家庭の事情によるでしょうが、問題はこうした負担額の多寡よりも、このような負担の下に行われる終末期医療に意味があるかどうかです。

世界一の「寝たきり老人大国」と言われる日本

終末期医療の多くが「延命治療」です。患者を長く生かすために行われる治療です。延命治療は、一般的には脳梗塞などの脳疾患、神経性の麻痺、あるいは老衰で嚥下障害（食べ物を飲み込めない）になったり、呼吸ができなくなったりした患者さんに対して行われます。この延命治療の最大の問題は、医療側から言うと、これをやればやるほど医者が儲かるということです。

延命治療にはいくつかのパターンがあります。ただ、すべてが、人工的に患者さんを生かしています。それで、大別してみると、「人工栄養」「人工呼吸」「人工透析」になります。このうち、人工栄養と人工呼吸ははたして患者本人が望んでいるのかどうかわからないのに、治療が続くという問題をはらんでいます。つまり、医者はやり続けてしまうのです。

よく知られているように、日本は「寝たきり老人大国」です。これほどまでに多くの高齢者が、ほぼ寝たきりで毎日の生活を送っている国は世界でも珍しいとされています。日本人の死に場所が、病院と施設で9割に上るという現実が、このことを端的に表していますす。欧米では、病院や老人ホームなどの施設に寝たきり老人はほとんどいません。欧米諸国の老人ホームの入居者は、ほぼ自分で生活できる人たちです。ところが、日本では、車椅子の老人や、寝たきりの老人に占領されています。病院も同じで、これまで日本の病院は患者を必要以上に長く入院させてきました。とくに高齢者になると、3ヵ月や半年ということもありました。その結果、患者はベッドで寝たきりになり、筋力が衰え、頭までボケてしまいます。そうした多くの患者さんが、「胃瘻」を付けています。胃瘻というのは、前記した延命治療の一つ「人工栄養」を与える装置です。

この欧米と日本の違いは、文化的、宗教的に死に対する考え方が違うからでしょう。フランスでは、終末期患者への人工栄養を与えることを推奨しないレオネッティ法という法律があります。胃瘻をつけて人工的に生きさせることは、人間の尊厳への冒瀆、老人虐待と考えるのです。欧米は椅子の生活が基本です。ですから、それができなくなると〝もう人間ではない〟と考えるようです。

なぜ「胃瘻」を付けてまで延命するのか?

胃瘻は、内視鏡を使って腹部に小さな口をつくる手術を行い、そこから「胃瘻カテーテル」(チューブ)を使って直接胃に栄養を送り込むという方法です。この手術は、慣れた医者なら30分もあればできてしまいます。

こうすると、口から物を食べられなくなっても、患者さんは生き続けられます。

胃瘻を勧められる患者というのは、高齢で認知症が進み、食事を摂ると食物が食道から気管支に入って誤嚥性肺炎を起こす可能性が高いと判断された患者です。たいていの場合、介護施設や病院は、家族にこのように説明します。

「どうも嚥下がうまくいっていません。このままだと肺炎を起こし、それが原因で亡くなるケースも多いので、予防のために胃瘻を付けましょう」

こう言われると、なるほどそうかと思い、受け入れてしまいます。しかし、施設や医療側が胃瘻を勧めるのには、別の理由があります。露骨に言うと、胃瘻を付ければ、患者の食事の手間が省けます。とくに、少ない人数で入居者を看ている場合、食事の世話が効率的にできるようになるわけです。さらに、患者の寿命が延びるので、その分、医療費、介護費からの収入が維持できるのです。つまり、胃瘻は、医者や介護施設側の勝手な都合で付けられるケースが多いのです。

もともと、胃瘻は高齢者の延命のために開発されたものではありません。なんらかの理由で食事が摂れなくなった若い重篤患者のために開発されたものです。それが、いつのまにか日本では、簡単にでき、効率がいいという理由で、高齢者に使われるようになったのです。もちろん、胃瘻を付けることで回復できるならいいでしょう。しかし、胃瘻は多くの場合死期を延ばすだけの効果しかありません。というのは、いったん付けるともう外せなくなることが多いからです。

「食べることは生きること」とよく言われます。ならば、それが自分の力でできなくなった場合、はたして本当に生きていると言えるのでしょうか？

もちろん、回復して食物が口から摂れるようになれば、胃瘻は外せます。しかし、高齢者の場合、よほどの例外を除いて、そういうことは起こりません。いったん胃瘻を付けると、最終的には寝たきりで意識も薄くなり、手足の関節も固まっていきます。そうして、最終的に亡くなったときには、やせ細って人間とは思えない悲惨な姿に変わってしまいます。また、死後は手足の骨を折らないと棺桶に入らなくなるというケースもあるのです。

欧米の病院では、高齢の胃瘻患者はほとんどいません。その理由は、「胃瘻は人間の尊厳を損なう」からだと考えられているからです。つまり、がんなどで終末期を迎えたら、口から食べられなくなるのは当たり前で、胃瘻や栄養点滴で人工的に延命を図るのは、逆に〝老人虐待〟と言うのです。

日本とは死に対する考え方が違うのです。欧米では、患者が口から食物を摂取できなくなった時点で、医者は治療を止め、最期をどうするか家族と話し合うと言います。

人間が死ぬとはどういうことなのか？

このような胃瘻の問題が問いかけるのが、終末期の延命治療をどこまでやればいいかということです。これは、「人工的に生かされることは人間として生きていることではない」という考え方に基づきます。

そこで、あなたご自身が、ある年齢に達したら、その答えを決めておかねばなりません。現代では、私たちは自然に死ねません。なぜなら、医学が発達しすぎて、「自然死」というものがどういうものなのか、医者自身も知らないからです。

医者というのは、治療を施した患者の死しか目の当たりにしていません。終末期に延命治療を行って、力尽きて死んでいく患者の姿しか知らないのです。また、看取る家族のほうも、そうしたなかで死んでいく親の姿しか見ていません。

第4章で紹介した『大往生したけりゃ医療とかかわるな』の著者、中村仁一氏は次のように述べています。

「自然死とは、実態は〝餓死〟なんです。餓死という響きは悲惨に聞こえますが、死に際の餓死は一つも恐ろしくない」

中村氏は、「自然死は病気ではありません。過度の延命治療は死に行く人のためにはなりません」と述べ、「大往生するためのいちばんいい死に方は自然死です」と、結論しています。

それでは、「自然死」、言葉を換えれば「老衰死＝餓死」とはどのような状態を言うのでしょうか？

人間は誰しも死ぬ間際になると物を食べなくなり、水もほとんど飲まなくなります。そして、飲まず食わずの状態になってから1週間から10日で死んでいくと言います。これは飲食しないから死ぬのではなく、死ぬから飲食しなくなるのであり、死ぬ前にはお腹も減らず、のども渇かないと言います。こうしてその飲まず食わずになると、人間はそれまで蓄えてきた体のなかの栄養分や水を使い果たし、枯れ木のようになって死んでいきます。だから、自然死は餓死ということになります。

餓死と言うと、言葉の響きからいって惨めなうえ、飢えと渇きで苦しみながら死んでいくと思いがちですが、実際はそうではありません。「餓死は安らかな死に方である」と、中村氏は述べています。とすれば、本当の医療行為とは、人間をできるかぎり自然に死なせるということに尽きます。あなたは、もう先がないと悟ったとき、それでも人工的に生きていたいと思いますか？

「尊厳死」という「自然死」を選択する

残念ながら、現代の日本の医療システムでは「自然死」はほぼかないません。普段から、過剰な検診が行われ、それで疾患が発見されると過剰な治療が行われています。入院すればこれがさらにひどくなり、高齢者の場合は、人工的に水から空気、栄養まで与えられ、無理やり生かされているのです。

ただ、こうなってしまったのには、患者さん側にも問題があります。最近は減りましたが、かつては「先生、できるだけお願いします」という家族が多かったからです。こう言われると、医者はどこまでも治療を続けてしまいます。

そうすれば儲かるのですから、なおさらそうします。

悪徳医にいたっては、本人も家族も望まないのに、「私を殺人犯にしたいのですか」と言う始末です。胃瘻がどれほど稼げるかという試算があります。それによると、医療費と介護費の合計で1人あたり年間500万円の売り上げを確保できるとなっています。

延命治療に関しては、医者がいくら勧めようと、家族がどう言おうと、患者自身には本来これを拒否する権利があると考えられます。もう回復が不可能となった場合、患者の意思が明確であれば、医療行為を中止した医者が罪を問われるのはおかしいのです。

アメリカでは1977年にカリフォルニア州で「自然死法」が施行され、医者は患者が自然に死んでいくことを尊重しなければならなくなりました。

日本でもこの考え方は広がり、言葉を換えて「尊厳死」と呼ぶようになったのです。そしていままでは尊厳死が一般化し、尊厳死を選択する患者さんが増えました。医者のほうも、前出の中村氏と同じような立場から、特別養護老人ホーム常勤医の石飛幸三氏は著書

『「平穏死」のすすめ　口から食べられなくなったらどうしますか』（講談社文庫、２０１３）のなかで、医療側が終末期の高齢者に過剰な水分や栄養を与えて穏やかな最期を迎えられなくしていることに疑問を呈しています。

また、兵庫県尼崎市で在宅医療を続ける長尾和宏氏（日本尊厳死協会関西支部長）も著書『寝たきりにならず、自宅で「平穏死」』（ＳＢ新書、２０１５）などのなかで、「平穏死できない現実を知ろう」と、同様のことを訴えています。

とはいえ、日本では医者が生命維持治療を中止することについて、医師の免責を明確に規定した法律がありません。だから、「私を殺人犯にしたいのですか」などと言う医師がいるのです。

日本では積極的な「安楽死」は認められない

医師の立場から言って、私はいまの日本で、患者さん自身が自分の死に方を選ぶとしたら、大きく二つのやり方しかないと考えています。一つは、自然に訪れる死をそのまま受け入れることです。それがどんなかたちであろうと、自然のなすがままに死ぬことです。もう一つは、前記したように尊厳死を選ぶことです。つまり、自分の意思で自然死を選択することです。延命治療を拒否することを明確に訴えることです。

ところが、この尊厳死のうち、積極的な死とされる「安楽死」は、日本では認められていません。日本の場合、尊厳死は、1995年の東海大学安楽死事件判決により、「消極的な安楽死」と「間接的な安楽死」の2パターンしか認められていません。前者は、患者・家族の意思で延命治療を中止すること。後者は、苦痛から解放する治療をして、それが生命の短縮につながらないと判断できた場合のみ延命治療を中止してもいいというものです。

しかし、本当に患者の意思を尊重するなら、安楽死も認めていいのではないかという意見もあります。なぜなら、いまでは世界の多くの先進国で、安楽死が認められているからです。現在、多くの国が、終末期医療に関する法的整備をしていますが、そのなかでも、オランダ、ベルギー、ルクセンブルク、スイスは安楽死を認めており、アメリカでもオレゴン州などで認めています。スイスでは、安楽死をサポートする組織があり、海外からの希望者を受け入れています。

安楽死を希望する患者に、医者が死ぬためのクスリを渡し、患者は自分の意思でそれを飲むのです。この死に方にはもちろん苦痛は伴いません。患者は眠るように死んでいくことができます。安楽死を認めている国の考え方は、「人間には生きる権利があるなら死ぬ権利もある」というものです。

末期がんなどでもがき苦しんでいる患者さんを見ると、「どうしても助からないなら早く楽にしてあげたい」という感情が込み上げます。ご家族のなかには「死なせてください」と、医者に懇願する方もいます。

しかし、ここでの問題は、はたして安楽死が医療行為と言えるのかということ。安楽死支持者や団体は「安楽死は医療」と捉え、患者を肉体的・精神的な苦痛から救うことだと主張しています。しかし、本当にそうと言い切れるかは疑問が残ります。なぜなら、この行為は医者による「自殺幇助」とも捉えることができるからです。日本では、こちらの見方が強く、安楽死は認められていないのです。

では、医者による自殺幇助による安楽死が認められると、どうなるでしょうか？　おそらく、日本のような高齢大国では、「積極的安楽死」はかなり増えると思います。すると、現在、大問題となっている医療費の増加は抑えられることになります。したがって、財政逼迫に苦しむ政府は、いずれ積極的安楽死を認める可能性がないとも言えません。

「健康寿命」のうちに死に方を決めておく

このような安楽死の問題を突き詰めていくと、私たちは健康であるうちに自分の死に方を真剣に考えておくべきだという結論に達します。

では、いつごろからこの問題を考えるべきでしょうか？

「何歳まで生きたいですか？」と聞くと、たいていの人は「やはり平均寿命までは生きたいですね」と答えます。一般的な日本人なら、みなさんそう思っていると思います。

そこで、あらためて平均寿命を見ると、世界保健機関（ＷＨＯ）が２０１６年５月に発表した２０１６年版の「世界保健統計」によると、２０１５年の日本人の平均寿命は83・7歳で、世界で首位になっています。男女別では、女性が世界首位の86・8歳、男性が世界6位の80・5歳です。

これは素晴らしいことで、私たちの日本は世界でも誇るべき長寿大国なのです。

ところが、この平均寿命の実態はというと、本当はあまり誇れません。というのは、平均寿命より「健康寿命」のほうが、私たちにとってははるかに大事だからです。「健康寿命」というのは、いわゆる死亡までの期間を意味する寿命とは異なり、寿命のなかでどれだけ「健康な期間」があるのかという尺度です。

こちらはなんと、男性は71・１９歳、女性は74・２１歳となっています。

厚労省では4年ごとにこの調査を行っていて、それを見ると、私たちの健康寿命は少しずつ長くなっています。しかし、平均寿命から健康寿命を引いてみると、男性で約9年、女性で約12年もの期間があることがわかります。これは、私たちが平均寿命で死ぬと仮定すると、男性で約9年間、女性で約12年間も健康とは言えず、極論すれば1人では生きられない期間があることを示しています。日本人の平均寿命がいくら世界一といっても、不健康なまま生き続ける期間がこんなに長くては、けっして誇れません。先に日本は「寝たきり老人大国」と述べましたが、その現実がこの数字にも表れています。

男女ともに70歳を超えてからは、老化が一気に進みます。健康でいられる期間はもう長くありません。ですから、個人差はあるにしても、70歳を目処にして、私たちは自身の死に方をより真剣に考えておく必要があります。

厚労省では「人生の最終段階」の医療について、意識調査を実施しています。２０１３年調査によると、家族と話し合ったことがある人は42％にとどまり、まったく話し合っていない人は56％に上っています。この調査では、自分で判断ができなくなった場合に備え、どのような治療を「受けたいか」「受けたくないか」という意思表示をしているかどうかを聞いていますが、していない人のほうがはるかに多いのです。

終末期医療に関しては、それをどうするか事前に決めて、文書にしていくという方法があります。これを「事前指示書」と呼び、これをすることに70％の人が賛成しているのですが、そのうち作成している人は、たったの３％しかいませんでした。

また、「人生の最終段階」を過ごしたい場所については、状態によって答えが違っています。末期がんで痛みがなく、意識や判断力が健康なときと同じ状態で食事がよく摂れる場合、過ごしたい場所は「居宅」が71％、「医療機関」が19％。一方、同じような状態でも食事や呼吸が不自由な場合は「医療機関」が47％、「居宅」が37％と逆転していました。また、認知症が進み、身の回りの手助けが必要でかなり衰弱が進んできた場合は、「介護施設」が59％ともっとも高いという結果でした。

この結果は、見方によっては深刻です。なぜなら、ほとんどの人が「死に方」を考えていないうえ、「死に場所」についても漠然と希望を言っているにすぎないからです。

延命治療拒否の「事前指示書」を書く

ここでもう一度、どのような死に方をすべきかに話を戻します。末期がんなどの治療では、よく「クオリティ・オブ・ライフ」（Quality of Life：ＱＯＬ：生活の質）ということが言われます。これは、抗がん剤などの副作用が、かえって命を縮めてしまうことが多いからです。つまり、「延命」のはずが「縮命」になってしまうのです。こうなると、肉体的にも精神的にも苦痛が増し、生きている喜びや楽しみが奪われます。本人も家族も苦しむだけです。そこで、「クオリティ・オブ・ライフ」という考え方によって、治療方法を変えるのです。場合によっては治療を中止します。この考え方をさらに進めて、「クオリティ・

オブ・デス」(Quality of Death:QOD)ということも、最近では注目されています。つまり、「死の質」です。これは、その人らしい死に方、尊厳ある死に方こそが大事だとする考え方です。

しかし、日本ではこうした考え方が理解されても、医療現場でそれが行われることは少ないのです。それは、前記したように、延命治療が儲かるからであり、また法的な整備がないため、医者も家族も延々と続けてしまうほうを選択してしまうからです。

そこで、医者の暴走を止めるため、延命治療を拒否すると決めたら、それを書面にすることをお勧めします。前記した「事前指示書」がそれです。

事前指示書は、もともとはアメリカで始まったものですが、日本では2007年に厚労省から「終末期医療の決定プロセスに関するガイドライン」が出された後に普及し始めました。とはいえ、前記した調査にあるように、まだまだほとんどの人が書いていません。

厚労省のガイドラインのポイントは、次の二つです。

一つ目は、患者さんの延命治療、尊厳死などに関する意思表示を明確にするための「リビングウィル」(生前指示)が重要であるとしたこと。つまり、終末期をどう過ごしたいのか? どういう医療を受け、どういう緩和ケアを受け、そして最期はどうありたいのか? を文書にするということです。

二つ目は、患者さんが終末期に意識を失うなどした場合に、その患者さんの代わりに医療チームと協議を行う「代理人」を指定しておくとしたことです。

これを受けて、２００８年４月から後期高齢者にかぎり、患者と家族と医師らが終末期の治療方針を話し合い、書面にした場合に診療報酬が支払われることになりました。ところが、「高齢者は早く死ねばよいのか」などと世論の反発を受けてすぐ中止されました。

とはいえ、事前指示書はぜひとも書くべきです。その際、ご家族と十分に話し合うことになるでしょうが、こうすることで死への恐れが薄れていくという効果もあります。「死ぬ勇気」が、心のなかに芽生えていきます。

現在は、患者さんに終末期医療の希望を聞く医療施設が増えました。事前指示書の書き方のガイドまでつくられています。事前指示書と言っても、書式は問いません。ただし、次の点は大事です。まず、書いた時点でご自身の精神状態が健康であると宣言しておくこと。次に、延命治療と緩和治療を明確に分け、「苦痛を和らげるための緩和治療は望みますが、ただ単に死期を引き延ばすためだけの延命治療は拒否します」と明示すること。もっと具体的に言うと、「私が回復不可能な遷延性意識障害（植物状態）に陥ったときは生命維持装置は取りやめてください」と書くことです。

死を旅立ちと考えれば、準備なしに旅立つのは無謀ではないでしょうか？

おわりに

「医療費をどうすれば削減できるか？」ということが、近年の国家の大きなテーマになっています。結局、ここ数年の動きを見ていると、「削れるところから削っていく」ということだけで、なにか特別なアイデアが出ているわけではありません。

とすると、「削れるところから削っていく」が意味するところは、国民の負担をもっと増やすということです。これは、厚労省をはじめとする国の機関が、次の四つのことを検討してきたのを見れば明らかです。この四つのなかで、すでに実施されたことも多くなっています。

「後発医薬品の利用拡大」
「窓口負担の増額」
「保険の範囲の縮小」
「高齢者の負担の引き上げ」

今後、この四つがどんどん進んでいくのは間違いありません。となると問題は、はたしてこれ以上の医療費の負担増に、私たちの暮らしが耐えられるかどうかです。

本書では、主に経済的な面からアプローチすることで、いまの日本の医療の現状・問題点を捉えてみました。そうすることで、日本の医療が、国と社会のみならず、私たち個人までいかに無駄が多いかがわかっていただけたと思います。

私たちは今後、医療に対していっそうのコスト意識を持たないといけないと思います。ただ、個人でいくらそうしても、できることには限界があります。

私としては、根本的に医療の無駄を解決するには、医療サービスの料金を自由化し、引き下げ競争をする環境をつくるしかないと思っています。そうして、受益者負担を徹底するのです。

しかし、これは国民皆保険制度を破壊するので、多くの人が反対するでしょう。

いずれにしても、私たちにいまできるのは、これまで漠然としか見てこなかった医療費、手術の費用や薬代などに関して、正しい認識を持つことです。「病気になったら病院へ行けばいい」式の考えは、もう通用しません。そんなことをしたら、これから先、歳を取るにしたがいどれほどのおカネがかかるかわかりません。

本書の執筆にあたっては、私の数多くの本と同じく、ジャーナリストで出版プロデューサーの山田順氏の多大な尽力を得ました。また、講談社現代新書の木所隆介氏には、編集の面で貴重なアドバイスをいただきました。さらに、株式会社メディアタブレットの川端光明氏には、ＤＴＰ作業の労を執ってもらいました。

以上、ここに名前を記して感謝を表明させていただきます。

本書が、病気の人も健康な人も、できるだけ多くの人に恩恵をもたらしてくれることを願ってやみません。

２０１６年10月

富家　孝

N.D.C. 210.7　272p　18cm
ISBN978-4-06-288395-5

講談社現代新書　2395

不要《ふよう》なクスリ　無用《むよう》な手術《しゅじゅつ》――医療費《いりょうひ》の8割《わり》は無駄《むだ》である

二〇一六年一〇月一八日第一刷発行　二〇一六年一一月一一日第二刷発行

著　者　富家《ふけ》 孝《たかし》　© Takashi Fuke 2016

発行者　鈴木 哲

発行所　株式会社講談社
東京都文京区音羽二丁目一二―二一　郵便番号一一二―八〇〇一

電　話　〇三―五三九五―三五二一　編集（現代新書）
〇三―五三九五―四四一五　販売
〇三―五三九五―三六一五　業務

装幀者　中島英樹

印刷所　凸版印刷株式会社

製本所　株式会社大進堂

定価はカバーに表示してあります　Printed in Japan

「講談社現代新書」の刊行にあたって

教養は万人が身をもって養い創造すべきものであって、一部の専門家の占有物として、ただ一方的に人々の手もとに配布され伝達されうるものではありません。

しかし、不幸にしてわが国の現状では、教養の重要な養いとなるべき書物は、ほとんど講壇からの天下りや単なる解説に終始し、知識技術を真剣に希求する青少年・学生・一般民衆の根本的な疑問や興味は、けっして十分に答えられ、解きほぐされ、手引きされることがありません。万人の内奥から発した真正の教養への芽ばえが、こうして放置され、むなしく滅びさる運命にゆだねられているのです。

このことは、中・高校だけで教育をおわる人々の成長をはばんでいるだけでなく、大学に進んだり、インテリと目されたりする人々の精神力の健康さえもむしばみ、わが国の文化の実質をまことに脆弱なものにしています。単なる博識以上の根強い思索力・判断力、および確かな技術にささえられた教養を必要とする日本の将来にとって、これは真剣に憂慮されなければならない事態であるといわなければなりません。

わたしたちの「講談社現代新書」は、この事態の克服を意図して計画されたものです。これによってわたしたちは、講壇からの天下りでもなく、単なる解説書でもない、もっぱら万人の魂に生ずる初発的かつ根本的な問題をとらえ、掘り起こし、手引きし、しかも最新の知識への展望を万人に確立させる書物を、新しく世の中に送り出したいと念願しています。

わたしたちは、創業以来民衆を対象とする啓蒙の仕事に専心してきた講談社にとって、これこそもっともふさわしい課題であり、伝統ある出版社としての義務でもあると考えているのです。

一九六四年四月　野間省一